AF464342

# CONTUSION ET NÉOPLASMES

DE LA

## PRÉDISPOSITION AUX TUMEURS

PAR

Le Dr Réné LE CLERC
Ancien interne en médecine et en chirurgie des hôpitaux de Paris,
Médaille de bronze de l'Assistance publique (Internat),
Aide d'anatomie de la Faculté de médecine,
Lauréat de la Société de chirurgie (Prix Demarquay),
Membre titulaire de la Société clinique de Paris,
Membre correspondant de la Société anatomique,
Membre correspondant de la Société Linnéenne de Normandie.

PARIS
ALEXANDRE COCCOZ, LIBRAIRE-ÉDITEUR
11, rue de l'Ancienne-Comédie.

1883

# CONTUSION ET NÉOPLASMES

DE LA

## PRÉDISPOSITION AUX TUMEURS

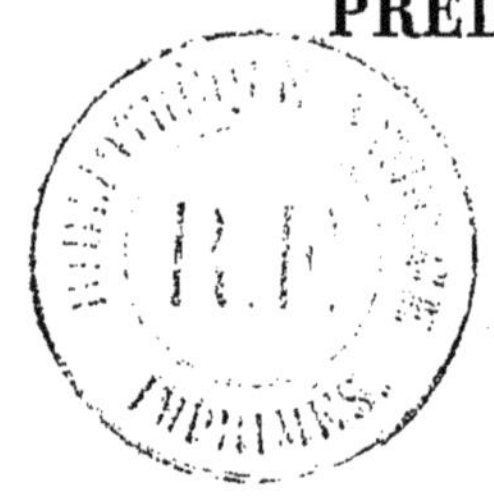

PAR

**Le Dr Réné LECLERC**

Ancien interne en médecine et en chirurgie des hôpitaux de Paris,
Médaille de bronze de l'Assistance publique (Internat),
Aide d'anatomie de la Faculté de médecine,
Lauréat de la Société de chirurgie (Prix Demarquay),
Membre titulaire de la Société clinique de Paris,
Membre correspondant de la Société anatomique,
Membre correspondant de la Société Linnéenne de Normandie.

PARIS

ALEXANDRE COCCOZ, LIBRAIRE-ÉDITEUR,

11, rue de l'Ancienne-Comédie.

1883

## A M. LE PROFESSEUR VERNEUIL

**Professeur de Clinique chirurgicale à la Faculté de Médecine de Paris,**
**Membre de l'Académie de médecine,**
**Officier de la Légion d'honneur.**

Mon cher Maître,

Les idées que renferme cette thèse sont les vôtres : vous vous en êtes fait longtemps et toujours le défenseur. Permettez-moi de vous offrir ce modeste travail comme l'expression de ma plus vive reconnaissance et de ma plus respectueuse affection pour des conseils et des enseignements qui, de votre part, ne m'ont jamais fait défaut.

# CONTUSION ET NÉOPLASMES

## DE LA

# PRÉDISPOSITION AUX TUMEURS

## AVANT-PROPOS.

Tandis que la pathologie des tumeurs s'enrichit de recherches nombreuses qui ont rapport à leur anatomie pathologique et à leur évolution clinique, il reste dans leur histoire une grande lacune, qui ne semble pas encore près d'être comblée. Tous les auteurs qui ont écrit sur l'étiologie et la pathogénie des néoplasmes, loin d'arriver sur ce sujet à des conclusions positives, nous laissent dans une profonde incertitude. On ne trouve sur ce point obscur de la pathologie générale chirurgicale, qu'hésitations, qu'assertions timidement avancées. De temps à autres, cependant, une voix autorisée s'élève, pour donner quelques aperçus qui pourrent servir de germe à des travaux ultérieurs. Mais personne jusqu'ici n'a formulé d'idées générales, et proposé une théorie satisfaisante par son ensemble.

En présence d'affirmations contradictoires, il y avait

lieu de démêler le juste du faux et de voir s'il n'existe pas une corrélation évidente entre la contusion et les tumeurs. Nous tâcherons donc d'élucider ce point étiologique en le soumettant au contrôle de faits consciencieusement observés et en nous abstenant autant que possible de toute interprétation aventureuse.

## DIVISION DU SUJET.

Les auteurs du Dictionnaire encyclopédique définissent la contusion: « une lésion traumatique dans laquelle la diérèse est produite par pression et s'accompagne d'attrition au point lésé » (1).

Cette définition est admise sans conteste; il n'en est pas de même de celle du mot néoplasme, introduit par Burdach et Lobstein dans la terminologie médico-chirurgicale.

Les chirurgiens ont restreint le sens du mot néoplasme, au point de vue clinique. Nous croyons devoir adopter la définition du professeur Verneuil, qui considère comme néoplasme « toute production exagérée d'un tissu n'ayant aucune tendance à la guérison spontanée, dans un endroit où il n'existe qu'en faible quantité » (2).

Nous ne ferons que nous conformer à un usage traditionnel, en éliminant de notre étude les masses morbides développées sous l'influence de certaines diathèses ou maladies infectieuses telles que la syphilis, la morve, la scrofule. Donc, ces réserves faites, nous n'examinerons le rôle de la

(1) Art. Contusion. Dict. encycl., 1re série, t. XX, p. 104 et seq.

(2) Namin. Th. doct. Paris, 1878, p. 10.

MM. Cornil et Ranvier donnent au mot néoplasme une interprétation inadmise en chirurgie. Pour eux cette expression est synonyme de « tissus de nouvelle formation ». Histh. pathol.

contusion dans le développement des tumeurs que pour celles qui sont considérées comme telles par tout le monde.

| | | |
|---|---|---|
| Tumeurs dérivées du tissu conjonctif...... | | Fibromes. Lipomes. Sarcomes. |
| — | — du tissu cartilagineux.... | Enchondromes. |
| — | — du tissu osseux.......... | Ostéomes. |
| — | — du tissu épithélial........ | Adénomes. Cancer. |

Notre premier chapitre sera consacré à l'historique général de la question.

Nous verrons dans un second chapitre l'importance du rôle qu'il convient d'attribuer à la contusion dans la genèse des néoplasmes en particulier. Nous ajouterons à chaque espèce de tumeur les observations qui lui appartiennent.

Enfin dans un dernier chapitre nous nous demanderons si la contusion agit, comment elle peut agir et si elle agit seule

---

## CHAPITRE PREMIER.

### HISTORIQUE GÉNÉRALE.

C'est une opinion répandue dans le peuple qu'une violence extérieure peut produire une tumeur. Il est probable qu'il en a été toujours ainsi et nous avons presque lieu d'être étonné de ne pas retrouver dans les écrits des médecins grecs et latins les traces d'une vieille croyance qui n'appartient vraisemblablement pas à notre seule génération. Il faut arriver à Ambroise Paré, pour découvrir un document quelque peu précis sur ce sujet. Nous lisons en effet dans son 7e livre « que toutes les causes des apostèmes se rapportent à trois, à sçavoir: primitivee ou externes, antécédentes ou internes, conjointes ou contenantes, comme déclarons ci-après » (1).

Nous avons parcouru les ouvrages de Scultet, de Fabrice d'Aquapendente et de Fabrice de Hilden, sans y relever la moindre chose qui mérite d'être mentionnée.

Ainsi que le prouve le passage suivant, Boerhaave ne mettait pas en doute le lien qui pouvait unir la contusion à la production des néoplasmes: « Pessimum vero ex his (effectibus), si, integumentis cohœrentibus, interiora sic affecta, liquida stagnent, coeant, putrescant, undè ecchymosis, aneurisma, spurium, sugillatio, ..... in glanduls scirrhus, cancer » (2).

Boerhaave revient ailleurs sur un fait qu'il regarde comme assuré; c'est ainsi qu'il dit plus loin (§ 330) : « Et bene dicitur ..... glandularum majorum contusionem ad aures, axillas, cancros et mala unde sequentia ».

Nous avons jugé inutile de compléter ces citations en ajoutant les commentaires de Van Swieten, qui ne fait que confirmer en la développant la pensée de son maître. Ces idées de Boerhaave ne furent pas oubliées de Morgagni qui les rapporte à propos d'une observation de squirrhe du sein.

« Vous y verrez, écrit-il à son ami, quelle était la structure d'un squirrhe qui dégénérait en cancer, en même temps que la confirmation de ceci qu'une contusion qui ne serait d'aucune importance sur la peau peut, pour me

(1) A. Paré. Edition 1585, 7e livre, chap. II, p. 256.

(2) Gerardi, van Swieten. Med. doct. Commentaria in Hermanni Boerhaave Aphorismos, t. I, 1755, § 324, p. 470.

servir des expressions de Boerhaave, produire un squirrhe d'une très mauvaise nature dans une glande conglomérée » (1).

Dans les Mémoires de la célèbre Académie de chirurgie, nous voyons non moins nettement la contusion être mise en cause dans le développement du cancer. Voici le passage dans lequel un élève de la Charité, Joseph Lassone, exprime ses idées à ce sujet :

« Plusieurs autres causes, en affectant la mamelle, ou saine, ou déjà skirreuse, peuvent y occasionner le carcinome.

« Si la mamelle est saine, une pression continuée écrase les vaisseaux, les rend imperméables aux fluides qui y abordent, et équivaut enfin à la contusion ; seconde cause externe, qui pourrait être comparée à un amas de petites plaies d'où s'extravasent les fluides ..... » (2).

Lassone avait un concurrent pour le prix de l'Académie ; c'était Lecat, que l'on avait prié de ne plus entrer en lice. Ce dernier, dans son travail sur la question : « Si l'on doit amputer le cancer des mamelles », considère comme causes du cancer « ou une suspension de règles ou d'hémorrhoïdes ou des chagrins, mélancolie, ou des coups douloureux, ou enfin des skirres tourmentés par des remèdes actifs (3).

En 1771, Ledran, dans un mémoire sur le cancer, émet une opinion semblable. Après avoir rappelé que les femmes sont sujettes à recevoir des coups sur le sein, et, par là même, à subir des contusions profondes, il ajoute : « Mais si elle (la contusion) a porté sur quelques glandes de la

(1) Morgagni. 50e lettre, p. 167

(2) Prix de l'Académie de chirurgie, édit. 1778, p. 70 (du texte français).

(3) Prix de l'Académie de chirurgie, édit. 1778, p. 13.

mamelle, nous voyons souvent que la douleur étant passée, et la contusion des parties graisseuses s'étant terminée par la résolution, la malade qui se croyait guérie, s'aperçoit au bout de quelques mois qu'elle a au sein une glande qu'elle n'y avait pas encore sentie. C'est apparemment cette glande qui avait été contuse quelque temps auparavant et qui s'est engorgée peu à peu jusqu'au point de se faire apercevoir par son volume ».

Il va de soi que Ledran admet les tumeurs de cause interne, ainsi que le prouve le passage précédent. Le mot « glande » ne peut vouloir dire que lobule glandulaire, car quelques lignes auparavant l'auteur discute le sort des contusions portant sur le corps graisseux des mamelles et avance qu'elles ne diffèrent pas de celles « qui sont faites en d'autres parties » (1).

Peu de documents utiles sur ce point, dans les œuvres chirurgicales de Percival Pott (2).

Hunter dans ses Leçons de chirurgie devient plus explicite : « Si une femme âgée de plus de 30 ans reçoit un coup sur la mamelle, il est probable que la partie contractera l'action cancéreuse plutôt que l'action réparatrice ». Ses idées sur l'étiologie locale du cancer se retrouvent dans un autre passage : « Le testicule devient souvent cancéreux à l'âge de 20 ou 30 ans ; mais alors la maladie ne se développe pas seulement par l'effet de la disposition des parties, elle reconnaît pour cause excitante une lésion accidentelle » (3).

On lit dans Desault : « Mais ce qui prouve bien indubitablement que des violences extérieures peuvent seules

(1) Mémoires de l'Académie royale de chirurgie, édit. 1771, t. VII, p. 253.

(2) Percival Pott. Œuvres chirurgicales, édit. 1777, t. II, p. 184.

(3) Hunter. Leçons de chirurgie, I, p. 689, 690, 691.

produire l'engorgement squirrheux des mamelles, c'est qu'on l'a quelquefois observé chez l'homme. Ces faits, peu nombreux, je l'avoue, suffisent cependant pour combattre le sentiment de ceux qui ont pensé que le cancer du sein était constamment dû à une révolution dans l'évacuation périodique propre aux femmes. Quant au squirrhe du testicule..., souvent aussi il succède à un coup » (1).

Cette tendance de l'esprit de Desault apparaît ailleurs ; nous aurons l'occasion de le constater plus loin.

Dans le même ordre d'idées, nous extrayons de la Pathologie chirurgicale de Lassus les lignes suivantes : « Les causes (du squirrhe) les plus ordinaires sont les contusions ».

Plus loin à l'article Cancer : « On rapporte à différentes causes la formation de cette maladie : telles sont une contusion du sein... »

L'influence des irritations répétées sur le cancer des lèvres lui sont connues, et, à ce propos, il cite le fait d'un homme dont la profession consistait à engraisser la volaille, en soufflant tous les jours du grain dans le bec de ces animaux.

Ce malade fut attaqué d'un ulcère rebelle à la lèvre inférieure qui, dans cet exercice, était continuellement mordue au même endroit (2).

Roche et Sanson disent qu'on voit survenir le cancer « dans le plus grand nombre de cas sous l'influence de coups, de froissements répétés, de stimulations fréquentes » (3).

Cette vieille croyance du rôle de la contusion dans l'étiologie des tumeurs se retrouve en Angleterre, au commen-

(1) Desault. Œuvres chirurgicales, édit. 1803, p. 414 et 416.

(2) Lassus. Pathologie chirurgicale, t. I. p. 434 et 440.

(3) Roche et Sanson. Pathologie médico-chirurgicale, t. IV, p. 915.

cement du siècle. S. Cooper, dans son Dictionnaire de chirurgie pratique, s'exprime ainsi : « C'est l'opinion générale que le cancer vient fréquemment de quelque cause inconnue que nous ne pouvons découvrir et que dès lors nous avons désignée comme un vice constitutionnel... Les coups, les contusions peuvent occasionner le cancer». T. I,. p. 291-292.

La même opinion est exprimée en d'autres termes, dans son Traité élémentaire de chirurgie ». (T I. p. 352.)

Pour Curling, l'importance du trauma n'est pas à mettre en doute, ainsi qu'on peut le voir par ce qui suit : « Il est peu d'organes pour lesquels on soit aussi fréquemment autorisé que pour le testicule à rapporter le développement de l'encéphaloïde à une lésion traumatique » (1).

Dans les dictionnaires de médecine, nous trouvons toujours la contusion invoquée comme cause, soit de loupes, soit de squirrhes ou de cancers.

Marjolin nous le prouve surabondamment, lorsqu'il écrit : « Les organes parenchymateux et glandulaires, tels que les mamelles, les testicules, le foie, etc., sont essentiellement prédisposés par leur texture aux engorgements chroniques, au squirrhe, au cancer, et c'est assez souvent une contusion médiocre qui est la seule cause de cette succession d'accidents » (2).

Cette même assertion est reproduite textuellement à l'article « Contusion » du Dictionnaire en 30 vol. (VIII, p. 551), fait en commun par Marjolin et Ollivier.

Nous n'avons pas besoin de nous étendre davantage; qu'il nous suffise de dire que Murat et Patissies (Mamelle, Dict. 60), Littré (Cancer. Dict. 30 vol.) mentionnent le rôle de la contusion comme une vérité qui n'a pas be-

(1) Curling. Maladies du testicule, p. 390.

(2) Dict. en 20 vol. Art. Contusion, p. 597.

soin de preuves et qui s'impose d'elle-même. Nous reviendrons d'ailleurs sur ces affirmations dans un chapitre où elles se trouveront mieux à leur place.

Nous arrivons maintenant à une thèse qui fait époque dans l'historique de la contusion : nous voulons parler de la thèse d'agrégation de Velpeau.

A propos des phénomènes consécutifs à l'épanchement du sang dans les tissus, Velpeau nous dit : « Les recherches de Hunter sur le sang prouvent que ce fluide, cessant de circuler, perd sa fluidité naturelle, et que, concret, il peut servir de germe à toutes sortes de dégénérescences. M. Andral a d'ailleurs dit, depuis Hunter, que « dans le sang liquide, tel qu'il circule à travers les vaisseaux de l'être vivant, peuvent se former les matériaux des sécrétions morbides, et que dans le sang coagulé peuvent avoir lieu les sécrétions morbides elles-mêmes ». Pénétrant plus avant dans la question, M. Cruveilhier s'est efforcé de prouver que plusieurs productions « pathologiques sont dues au dépôt de quelques-uns des matériaux du sang dans les mailles du tissu cellulaire. Pour moi, je pense que le sang lui-même, une fois épanché dans les tissus, y subit un assez grand nombre de transformations morbides » (1).

Plus loin, traitant du pronostic des contusions : « En résumé, je ne soutiendrai pas avec Lœber que la plus grande partie des maladies chroniques dépendent de contusions mal traitées ou incomplètement guéries. Dans les glandes comme aux testicules ou aux seins, la plus légère contusion peut être l'origine de dégénérescences organiques qu'on n'y observe que trop souvent. Son premier degré suffit dans les os pour y amener plus tard un ostéosarcome » (2).

(1) Velpeau. Th. agrég., 1832. Sur la contusion dans tous les organes, p. 36.
(2) Ibid., p. 47.

Nous avons suffisamment cité les traits saillants qui se rapportent à notre sujet pour montrer la conviction de Velpeau. C'est presque à chaque ligne que l'on trouve mentionnés les résultats de la contusion sous forme de dégénérescences colloïdes et fongueuses.

En Allemagne, Virchow est un représentant autorisé des idées localisatrices. C'est surtout dans son livre sur la pathologie des tumeurs que nous pouvons relever les passages probants qui suivent :

« Il a y trois points à considérer dans la genèse et l'étiologie des néoplasmes,

D'abord la cause occasionnelle qui décide le développement d'une tumeur dans un point déterminé ; en effet, comme on sait que la loi de causalité s'étend à toute la nature vivante, on devra convenir de la nécessité d'une cause qui motive le développement d'une tumeur dans un endroit déterminé » (1).

Pour Virchow, la dyscrasie n'est rien, toute l'influence revient à la prédisposition locale qui peut être mise en jeu par des violences extérieures. Toute région du corps qui, par sa situation, sa structure et ses fonctions, est exposée à l'action des corps vulnérants, est par la même toute prête pour l'atteinte morbide. Dans cet ordre d'idées rentre aussi : « le nombre assez considérable de cas très bien observés où la cause première du développement d'une tumeur a été une action mécanique déterminée où une lésion, suite d'une violence reconnue, comme un coup ou un choc, a été en un endroit le point de départ du développement d'une tumeur (il devient dans le fait très difficile de rejeter l'opinion qui cherche dans certains états locaux des tissus, la cause principale du développement des tumeurs) » (2).

(1) Virc how. Patholog des tumeurs, t. I, p. 34.
(2) Virchow. Pathologie des tumeurs, t. I, p. 64.

Nous venons de rappeler les opinions de Virchow ; avons-nous besoin d'ajouter qu'elles trouvèrent un écho parmi le plus grand nombre des cliniciens allemands ? Aussi Nussbaum écrit-il : « Les partie attaquées par le cancer sont surtout celles qui se trouvent souvent irritées » (1).

Cette idée du rôle de la contusion dans l'étiologie des néoplasmes, acceptée par les anciens, courageusement défendue par Boerhaave, Velpeau, et Virchow, pour ne citer que trois noms, est considérée par beaucoup de chirurgiens de notre époque comme une cause banale, sur l'importance de laquelle il est difficile de se prononcer.

En parcourant les thèses de la Faculté surtout à partir de 1845, on voit se dessiner peu à peu la résistance, nous dirions presque la révolte. Les anciens avaient tort. La contusion, les chocs sont tout au plus des causes banales et presque illusoires.

Passer en revue toutes les assertions sans fondements qu'opposent les adversaires de la thèse serait sûrement fastidieux.

Toutefois il nous est impossible d'aller plus loin sans parler de Broca. Elevé à la même école que le professeur Verneuil, il est loin de partager ses idées au point de vue qui nous occupe. Déjà, dans sa thèse de doctorat, il écrivait que le cancer se développe sans cause connue ; l'influence de l'hérédité est même loin d'être démontrée (2).

Toujours on retrouve chez Broca la même conviction. Pour lui, la contusion « n'est qu'une cause occasionnelle qui en éveillant de la douleur attire l'attention des malades sur le point frappé et leur dévoile l'existence d'une petite tumeur jusqu'alors indolente et inaperçue » (3).

(1) Nussbaum. Aerztliches intelligenz blatt., 1875, n° 11.

(2) Quelques propositions sur les tumeurs dites cancéreuses. Thèse doct. Paris, 1849, p. 57.

(3) Traité des tumeurs, t. I.

Grâce à la légitime autorité qui s'attache au nom du professeur Verneuil, l'influence de la contusion tend à reprendre en France le véritable rang qui lui convient dans l'étude de la genèse des tumeurs. C'est ce que témoignent les paroles suivantes que prononçait notre maître à la tribune de l'Académie de médecine le 11 janvier 1876 : «De nos jours, l'étude des lésions locales est assez avancée pour qu'on s'occupe aussi des grands problèmes de la pathologie générale. En apparence, on semble revenir sur ses pas et regarder en arrière; mais en réalité on s'avance à grands pas dans la direction du progrès » (1).

C'est la réhabilitation de la vieille chirurgie : les notions vagues qui régnaient autrefois sur l'étiologie et la pathogénie des tumeurs se dégagent de l'ombre et deviennent des vérités pour le professeur de la Pitié.

Dans le discours auquel nous faisions allusion plus haut, M. Verneuil posait les conclusions suivantes :

1° Les diathèses n'ont qu'une puissance pathogénique limitée.

2° Les causes occasionnelles (traumatisme compris) ne peuvent leur faire produire qu'un certain nombre de manifestations locales déterminées.

3° Ces manifestations engendrées de vive force ne sauraient différer et en réalité ne diffèrent point de celles que fait naître spontanément la diathèse en question abandonnée à elle-même.

En 1877, le professeur Verneuil revient sur les relations des tumeurs et des traumatismes, sans varier d'opinion (2).

Dans le même ordre d'idées nous pouvons rappeler ce qui

(1) Bull. de l'Acad. de méd., 1876, séance du 16 janvier.

(2) Revue mensuelle de méd. et chir., 1877. Tuberculisation d'origine traumatique, p. 49.

est consigné dans l'article Contusion du Dictionnaire encyclopédique.

« C'est une question que les classiques semblent de nos jours considérer comme épuisée. Nous ne partageons pas tout à fait cet avis, surtout en ce qui concerne l'anatomie pathologique, le travail réparateur, certaines terminaisons prochaines ou éloignées. Sur tous ces points on est forcé de constater des lacunes nombreuses...

Les percussions peuvent à la vérité être faibles et se succéder à des intervalles assez longs. Il n'est pas rare en ce cas d'observer une modification locale des tissus caractérisée par une sorte d'hypertrophie ou de néoplasie...

Enfin des tumeurs solides elles-mêmes peuvent apparaître par suite d'une déviation extrême du travail réparateur, et voici comment :

L'enveloppe accidentelle formée autour de l'épanchement est constituée par des éléments jeunes du tissu conjonctif, noyaux, cellules embryoplastiques et fibro-plastiques ; or, au lieu de disparaître ou de s'organiser en tissu fibreux, cet exsudat peut vivre et s'accroître à la manière des kéloïdes cicatricielles ordinaires et former des masses plus ou moins volumineuses offrant les caractères cliniques, la marche et le pronostic de ce qu'on nomme actuellement le sarcome fibro-cellulaire. Un très bel exemple de ce genre a été observé au scrotum et décrit avec soin par Nepveu...

Lorsqu'au lieu de siéger exclusivement dans les espaces conjonctifs, la contusion porte sur les glandes ou sur les os, les éléments de ces tissus participent souvent à l'hyperplasie et c'est ainsi que naissent des exostoses, des périostoses, des ostéosarcomes, des enchondromes et jusqu'aux différents néoplasmes compris dans la classe des cancers » (1).

Les élèves du professeur Verneuil partagent ses convictions. M. Berger, après avoir averti le lecteur qu'il n'entrera pas dans la discussion où l'on recherche si le traumatisme suffit ou non à produire le cancer, ajoute : « La prédisposition est donc une sorte de diathèse latente qui, parfois, détermine spontanément la manifestation diathésique, parfois prend l'occasion d'un traumatisme pour se faire jour et se mettre en évidence. Réduite à ces justes limites, la participation que prend le traumatisme dans la production du cancer me paraît d'une éclatante évidence » (2).

A côté du professeur Verneuil, il est juste de citer sir James Paget. Le grand constitutionnaliste s'exprime ainsi dans ses Clinical Lectures and Essays : « Les conditions extérieures peuvent hâter l'apparition de ces maladies (cancer, goutte, etc.), déterminer leur siège et les modifier diversement chez les personnes affectées, mais elles me semblent tout à fait incapables de les engendrer (3).

Paget croit donc à la contusion comme origine des tumeurs ; mais là où commence pour lui l'hypothèse, c'est de savoir quel est le mode d'action de la contusion. Laissant de côté la théorie d'Astley Cooper sur l'inflammation, il reprend celle de Hunter, rééditée par Velpeau, pour les tumeurs adénoïdes du sein « qu'elles reconnaissent au moins dans un certain nombre de cas l'épanchement d'un grumeau de matière plastique ou de fibrine comme cause première » (4).

(1) Verneuil et Marchand. Loco citato, p. 104, 110, 126.

(2) P. Berger. De l'influence des maladies constitutionnelles sur la marche des lésions traumatiques. Th. agrég. Paris, 1875, p. 47.

(3) Paget. Clinical Lectures and Essays, p. 80.

(4) Velpeau. Traité des maladies du sein, 1854, p. 365.

Ce point de départ inadmis maintenant explique les réticences, les hésitations et même l'apparente contradiction que nous avons trouvées dans certaines lignes du chirurgien anglais (1). D'ailleurs, lorsqu'il veut bien ne considérer que le fait en lui-même, sans s'occuper du côté pathogénique, Paget reconnaît volontiers que les injures extérieures doivent être mises en balance dans l'appréciation des causes occasionnelles des tumeurs.

C'est ce qui ressort de beaucoup de passages que nous aurons à relater plus loin et dont nous nous contentons de donner un fragment : « Sur 200 cas pris indistinctement parmi ceux que j'ai enregistrés récemment, on ne peut assigner aucune cause locale au développement de 155 tumeurs dont 64 étaient bénignes et 91 malignes.

« Parmi les 45 autres rapportées par les malades à des *injures extérieures* ou à une affection de la région atteinte, 15 étaient bénignes et 30 malignes » (2).

C'est ici le lieu de rappeler une discussion célèbre à laquelle prirent part les chirurgiens les plus célèbres d'Angleterre. On ne s'entendit pas exactement sur les termes, bien que les opinions ne fussent pas radicalement différentes. L'un des camps comptait MM. Campbell de Morgan, Erichsen, sir William Gull, M. Moxon. M. Morgan qui avait soulevé la discussion prétendait que l'influence de l'irritation locale sur la genèse du cancer était amplement démontrée. Faisant quelques restrictions, M. Moxon, bien que restant localiste, fait intervenir deux facteurs dans la production de certaines affections : l'excitant et le prédisposant; mais, pour lui, le premier joue le rôle de beaucoup le plus important. Dans l'autre camp, James Paget et sir

(1) Paget. System of surgery de Holmes, vol. I, p. 623.
(2) Paget. Lectures on surgical Pathology, t. II p. 19.

William Jenner défendent l'influence de l'état constitutionnel; moins absolus toutefois que leurs adversaires, ils ne répugnent pas à admettre une cause locale qui servira d'épine à la diathèse. En somme, à voir les choses de près, entre un localiste comme M. Moxon et un constitutionnaliste de la valeur de Paget, l'entente n'est pas loin de se faire (1).

Il nous a suffi d'esquisser brièvement la tournure que prit le débat pour montrer que les chirurgiens d'outre-mer savent aussi regarder en arrière et ne sont pas réfractaires à l'idée d'une influence plus ou moins accusée des causes locales, contusions ou autres, dans l'étiologie et la pathogénie des tumeurs.

Un an avant cette discussion, le Medical Times and Gazette publiait une communication de J. W. Hulke, dans laquelle on rencontre plusieurs faits à l'appui de la relation qui peut unir la contusion aux néoplasmes. « La tendance à rapporter une tumeur à quelque violence extérieure, écrit Hulke, est très accentuée chez le plus grand nombre des malades : le cancer lui-même ne fait pas exception à la règle.

Vous avez dû souvent noter combien une femme est portée à accuser un coup, pour expliquer le développement d'un squirrhe du sein. Mais ce qu'un examen sérieux démontre non moins fréquemment, c'est que le traumatisme allégué était si léger qu'il n'a donné lieu à aucune douleur, ni même à aucune sensation pénible. Cette circonstance est vite oubliée ; elle ne revient à la mémoire que longtemps après, au moment où la tumeur devient apparente. Le plus souvent dans ces cas, aussi bien que dans les faits plus rares de cancer médullaire de la mamelle, on n'atta-

(1) Med. Times and Gazette.

che aucune valeur à l'importance que le malade accorde au traumatisme.

Toutefois, dans un certain nombre d'exemples, un néoplasme se développe dans une mamelle en apparence saine, si peu de temps après un froissement ou une contusion, que l'on ne peut raisonnablement rejeter la relation de cause à effet « (That a causal relation cannot raisonnably, be denied) (1).

Nous trouvons également des enseignements dans un travail riche de faits et de remarques judicieuses : nous voulons parler de l'Etude clinique sur les tumeurs malignes du sein chez la femme, par le professeur Estlander d'Helsingfors (2).

« C'est une opinion accréditée depuis longtemps dans la science, dit Estlander, que le cancer mammaire a pour origine le traumatisme. Peu à peu, cette idée s'est répandue dans les classes éclairées ; aussi les 4/5 de nos malades qui accusaient cette influence leur appartenaient-elles. Avec le temps, la croyance est passée à l'état de dogme et dès qu'on s'aperçoit de l'existence du cancer, on s'efforce tout naturellement de remonter à sa cause et l'on trouve toujours un choc ou un coup sur le sein...

« J'ai cherché à démontrer, ajoute-t-il plus loin, avec toute l'exactitude et la précision permises par les matériaux rassemblés ici, que le carcinome mammaire a très souvent une origine traumatique et cela surtout parce qu'à notre époque on ne veut pas reconnaître cette étiologie. »

Cette dernière phrase vise en particulier Winiwarter qui, à la page 51 de sa statistique de Billroth, considère

(1) Clinical lecture on some conditionning circumtances attending the evolution of cancer. Med. Times, 1873, I, p. 134.

(2) Traduit du suédois, par le Dr Thomas, Arch. de gynécologie, 1880-1881.

comme « ancienne et dénuée de preuve l'opinion relative à l'origine traumatique du cancer mammaire. »

Nous espérions trouver dans le très intéressant travail de MM. Monod et Terrillon sur la contusion du testicule quelque détail relatif aux néoplasmes (1). Aucune allusion n'y est faite à une conséquence trop fréquente des contusions glandulaires.

---

## CHAPITRE II.

### TUMEURS DÉRIVÉES DU TISSU CONJONCTIF.

#### SECTION PREMIÈRE.

#### Fibromes et névromes.

Le fibrome est « une tumeur constituée par une substance fondamentale fasciculée, au milieu de laquelle sont disposées des cellules plasmatiques anastomosées les unes avec les autres, possédant un noyau et une masse de protoplasma. » (1)

On trouve peu de chose dans les auteurs au sujet des relations qui existent entre la contusion et les tumeurs dont nous parlons.

« Dans quelques cas, comme dans l'observation de Burgrœve (Gaz. hôp. 1849, p. 61), écrit Giraldès, l'origine du mal est attribué à une contusion ; mais cette étiologie est « loin d'être démontrée, et, aujourd'hui qu'on sait que les

(1) Archives générales de médecine, 1881, II, p. 431, 567, 692.

(2) Cornil et Ranvier. Histologie pathologique, I, 153.

épanchements du sang ne subissent pas les transformations qu'on leur attribuait à une autre époque, la coïncidence d'une contusion avec la production d'une de ces tumeurs est d'une moins grande importance pour en expliquer le développement » (1).

Sir James Paget, à l'article « Tumeurs fibro-cellulaires » du System of Chirurgie de Holmes, dit : « qu'elles sont rarement rapportées à la violence, à l'hérédité ou à une maladie générale ; et quand elles semblent avoir une semblable origine, il est probable qu'on a affaire à une heureuse coïncidence. »

### Observation I.

La seule observation bien détaillée de fibromes consécutifs à une contusion a été présentée à la Société de chirurgie, par M. Nicaise.

Il s'agit d'une femme de 37 à 38 ans, qui, à la suite d'un coup porté à la partie interne du genou gauche avait, 20 ans auparavant, éprouvé dans cette région des douleurs extrêmement vives, qui avaient persisté malgré tous les moyens employés. En 1876, le genou devint le siège d'un gonflement très douloureux, la santé générale s'altéra et la malade fut obligée de garder le repos, ne pouvant plus marcher.

L'opération permit de découvrir que le périoste était le point de départ de ces tumeurs. Ces fibromes, évidemment de date ancienne, s'étaient creusés de petites loges à la surface des os (2).

On a décrit sous le nom de Névromes une série de tumeurs qui n'ont du névrome que le nom et qui diffèrent complètement du névrome vrai, hyperplasique, comme l'appelle Virchow. De sorte que nous nous trouvons forte-

(1) Tumeurs du sinus maxillaire. Th. de concours, Paris, 1851, p. 30.

(2) Soc. chirurgie, séance du 3 janvier 1883.

ment embarrassé pour donner à cette production la place qui lui convient.

Cependant comme un certain nombre de ces tumeurs se rapprochent des fibromes comme structure, nous les avons rangées à côté de ces néoplasmes.

En 1849, Smith, dans sa monographie, intitulait un chapitre : « Traumatic neumora » (1).

De nos jours, Virchow divise les névromes en *traumatiques*, *spontanés* et *congénitaux* (2).

Houel, dans son mémoire, se contente de rappeler l'opinion des auteurs, de Smith, en particulier, au sujet de l'origine traumatique des névromes (3).

Giraudet, dont la thèse se rapporte aux diverses tumeurs des nerfs, pense que l'on a grandement abusé des violences extérieures dans l'apparition des causes de ces tumeurs. Toutefois le fait étiologique (piqûre, contusion) lui semble irrécusable dans des cas bien observés (4).

Pour Margerin, « les névromes isolés semblent avoir leur point de départ dans une lésion traumatique. » Il se fonde sur ce qui se passe au niveau du moignon des amputés et sur les observations de névromes à la suite de piqûres ou de contusions. (5)

« Dans la presque totalité des observations, » dit Caizergues, « ce qui frappe relativement à l'étiologie, c'est l'influence bien marquée qu'ont sur leur production les violences extérieures, pressions, coups, piqûres, contusions, compressions fortes. » (6)

(1) A treatise on the pathology, diagnosis and treatment of neumora. Dublin, 1849.
(2) Virchow. Loco citato, t. III, 425 et séq.
(3) Houel. Mémoire de la Soc. de chir., 1853.
(4) Diverses tumeurs des nerfs. Th. doctorat. Paris, 1852.
(5) Du névrome plexiforme et des névromes en général. Th. doct. Paris, 1867, p. 68.
(6) Du névrome. Th. doct. Montpellier, 1867, n° 257.

Les mêmes idées se retrouvent dans la thèse de Girardin : nous n'y insisterons pas davantage. (1)

OBSERVATION II.

Névrome traumatique du saphène interne (Sonrier) (2).

Mademoiselle P..., 42 ans, nerveuse, a eu le 7 août 1871, une violente contusion sur le trajet du saphène interne Douleur avec diminution de la sensibilité tactile dans la sphère du saphène, où l'on constate l'analgésie la plus absolue. Ce n'est qu'en avril 1873 que M. Sonrier fut appelé et constata une tumeur adjacente à la veine saphène.

OBSERVATION III.

Névrome du cubital (Wurtzer (3).

Un jeune garçon, âgé de 10 ans, en tombant d'un mur, donna du coude fortement contre une pierre; on ne réussit qu'à grand'peine à réduire la luxation qui en était résultée. Peu de temps après, il tombe de voiture sur le même coude. Trois mois plus tard, on remarque une tumeur de la grosseur d'une noisette.

SECTION DEUXIÈME

## Lipomes.

Les anciens ont certainement connu le lipome : on le retrouve avec beaucoup d'autres tumeurs sous la dénomination générale d'abcès phlegmatiques et même de sarcome.

Les modernes n'ont presque rien ajouté à ce qu'ils tenaient de leurs devanciers. Ingrassias a vu le lipome des épaules et l'appelle *natte*, mais sans y insister (4).

(1) Des tumeurs des nerfs en général et des nerfs du creux poplité en particulier. Th. doct. Paris, 1876, p. 53.

(2) Gaz. hôp., 1874, p. 108.

(3) Virchow. Loc. cit, p. 493.

(4) De tumoribus præter naturam, t. I, in-fol. Neapoli, 1553.

En 1709, Littre crut devoir ajouter aux trois espèces de loupes déjà connues une quatrième, qu'il décrivit sous le nom de lipome (1). Ce mot ne fit pas fortune, puisqu'à la même époque Ruysch, parlant d'une tumeur semblable à celle qu'avait vue Littre, la nomme stéatome (2).

Ce n'est que dans Morgagni que l'on découvre quelques données sur la pathogénie de ce néoplasme : « Quelle que soit la cause qui relâche la peau à un certain endroit, de telle sorte qu'elle résiste moins au poids et à la masse du grand nombre de cellules adipeuses, lesquelles augmentent plus là où la résistance est moindre, surtout s'il s'y joint quelque compression ou quelque occlusion, soit des petites veines qui reportent la graisse de l'intérieur de ces cellules, soit aussi des troncs qui la transmettent dans les cellules voisines, cette cause nous fournit un moyen facile de comprendre l'origine des excroissances dont je parle » (3).

L'Académie royale de chirurgie mit au concours pour l'année 1767, le sujet suivant :

« Déterminer la nature des loupes, marquer leurs différences, spécifier leurs causes, leurs symptômes, leurs signes et exposer les moyens que la chirurgie doit employer, par préférence, dans chaque espèce et relativement à la partie qu'elles occupent. »

Chopart, dont le mémoire fut couronné, rappelant ce qu'avait dit Morgagni, ajoute : « Ainsi les coups, les chutes, tout ce qui est capable d'atténuer la peau, de la relâcher au point qu'elle presse moins fortement la partie de membrane cellulaire qui se trouve dessous, d'affaiblir

(1) Mém. de l'Acad. royale des sciences de Paris, 1709. Obs. sur trois espèces de loupes (meliceris, athérome, steatome) et sur une quatrième établie.

(2) Cité par Morgagni. Epist. 50, 22.

(3) Morgagni. Epist. 50, 25.

le ressort de ce tissu, produira la vraie loupe graisseuse » (1).

Girard, dont on a dit que « le traité est médiocre mais contient cependant de bonnes choses », considère comme causes déterminantes des loupes « les chutes, les coups, les contusions, les efforts violents..... tout ce qui sera capable d'affaiblir, de diminuer ou de détruire le ressort de la peau ou du tissu cellulaire » (2).

Quant à Marjolin (3) et à Monfalcon (4), ils ne font que répéter ce qu'avaient énoncé déjà Morgagni et Chopart.

Les auteurs du Compendium avancent qu' « on l'a vu succéder quelquefois à une contusion plus ou moins forte, à des pressions ou à des frottements réitérés » (5).

Nous trouvons la même idée exprimée par J. Paget et Ch.-H. Moore dans leur article : Tumeurs du System of surgery de Holmes. « Ils sont quelquefois justiciables de causes locales comme un coup ou plus communément de froissements répétés comme le sont ceux de bretelles, de bandages » (6).

C'est manifestement à cette dernière cause que l'on peut rapporter l'observation de Caron du Villars, et celle consignée dans les Archives de Langenbeck.

Billroth admet l'influence des causes extérieures, pression ou frottement, mais ne cite pas la contusion (7). Follin note bien la part qu'on a voulu assigner aux violences extérieures dans la production du lipome, mais il s'em-

(1) Prix de l'Acad. de chir., éd. 1778, t. X, p. 154.

(2) Lupiologie ou traité des loupes, 1775, in-20 n° 30,866 de la Faculté.

(3) Dict. en vol., t. XVIII, p. 200.

(4) Dict. en 60 vol., t. XXIX, p. 94.

(5) Comp. de chir. prat., I, p. 604.

(6) Vol. I, p, 250.

(7) Path. chirurgicale, p. 581.

presse d'ajouter que cette relation de cause à effet a été faite « sans preuves suffisantes » (1).

En 1859, M. Duchaussoy présentait à la Société anatomique un lipome consécutif à une contusion.

OBSERVATION IV.

Le lipome avait été enlevé à une jeune femme de 17 ans. Cette malade avait fait une chute sur le bras, d'où ecchymose et gonflement consécutif. Depuis, cette dame ressentit toujours à l'endroit de la contusion une petite tumeur qui n'a jamais disparu et qui est le lipome enlevé (2).

La plupart des membres de la Société présents objectèrent à M. Duchaussoy que son observation ne venait aucunement à l'appui de l'étiologie qu'il invoquait. Seul Cruveilhier se rangea du côté du présentateur en rappelant que les porte-faix sont souvent affectés de lipomes aux épaules. Nous n'entrerons pas plus avant dans l'histoire de cette discussion : on rejeta la contusion, tout en admettant l'influence réelle d'une pression lente et continue. La question revient donc à prouver que la contusion possède au sein des tissus une puissance d'action égale où même semblable à une pression lente. Or, s'il est vrai, comme dit Virchow, que « les lipomes sont de nature irritative », s'il est vrai que les vésicules adipeuses du lipome proviennent de cellules embryonnaires selon Forster, ou de cellules plasmatiques suivant d'autres histologistes, on peut comprendre que le travail qui se passe dans la zone traumatique d'une contusion puisse être assimilé à celui qui a lieu grâce aux pressions contiuues. D'ailleurs, l'observation de M. Duchaussoy n'est pas unique ; nous en rapportons plusieurs ci-après.

(1) Trait. de pathol. externe, t I, p. 200.
(2) Soc. anatomique, 1859.

### Observation V (personnelle).

Lipome de la nuque.

Heully (Désiré-Ernest), âgé de 28 ans, tapissier, entre le 12 février 1880 à l'hôpital de la Pitié dans le service du professeur Verneuil.

Comme passé pathologique : convulsions dans l'enfance, migraines vers l'âge de 10 ou 11 ans. Pas de syphilis, aucun signe de scrofule.

Du côté de la famille, on note que le père était sujet aux rhumatismes, la mère a eu un érysipèle à la suite de couches, une sœur garde une affection cardiaque, conséquence d'un rhumatisme articulaire aigu généralisé. Aucun strumeux dans les antécédents ou les collatéraux.

L'affection qui l'amène à l'hôpital date de 8 ans, lors de son arrivée à Buenos-Ayres.

Le malade, charpentier de son état, travaillait courbé lorsqu'un morceau de chêne de 0,80 de longueur, sur 0,30 de largeur et 0,15 d'épaisseur, lui tomba sur la nuque.

Il a souffert une huitaine de jours à l'endroit contusionné. Là où il n'y avait rien auparavant, il s'était formé une tuméfaction grosse comme une noix, qui diminua quelques jours après, jusqu'à acquérir le volume d'une petite noisette. Cette nodosité resta telle pendant cinq ans, sans occasionner de douleur au malade. A ce moment, la petite tumeur commença à grossir, et maintenant elle peut être assimilée comme volume à une tête de fœtus.

Le malade en question était très intelligent et donnait exactement les renseignements qu'on lui demandait. Après plusieurs interrogatoires sa conviction n'avait pas varié : toujours il rapportait à la contusion produite par le morceau de chêne la production de sa tumeur. Il est bien difficile, à moins de juger avec parti pris, de ne pas admettre une connexion intime entre cette contusion et ce lipome. Cette observation suffirait à elle seule pour répondre à ceux qui battirent en brèche la conclusion de M. Duchaussoy.

### Observation VI.

Lipome de la cuisse (1).

Il s'agit d'un homme de 50 ans, joueur de cricket par profession. Il y a 25 ans, il reçoit du côté interne de la cuisse une balle lancée avec force. Tumeur à la suite, atteignant le volume d'une tête d'enfant.

### Observation VII.

Lipome douloureux de la partie interne du genou.

D... (Elisabeth), 15 ans. Entré dans le service du professeur Richet. Les antécédents héréditaires sont sans importance. Point de syphilis, ni de scrofule dans l'enfance. A 3 ans, variole bénigne. Il y a trois ans, contusion du genou gauche, à la suite de laquelle sont survenues des douleurs très vives qui apparaissent de temps en temps sans cause nouvelle. Il y a 18 mois, M. J. Simon pratiqua une ponction aspiratrice dans une tumeur située un peu au-dessous du genou gauche. A son entrée à l'Hôtel-Dieu, on trouve une petite tuméfaction limitée par la crête du tibia en dehors, le condyle interne de cet os en dedans. Cette tumeur siège au niveau de la patte d'oie, dans le tissu cellulaire sous-cutané (2)

L'auteur fait remarquer avec juste raison «que la tumeur s'était développée au point même où trois ans avant la malade s'était fait une contusion ; sans vouloir préjuger la question de la genèse des tumeurs, il est intéressant de constater le fait. »

### Section III.

## Sarcomes.

On ne confond plus maintenant le sarcome et le cancer. Distincts dans leur anatomie pathologique, ces deux néo-

(1) Bellamy. British med. Journal, 16 nov. 1878.

(2) Courtade. Union médicale, 1883, p. 235-236.

plasmes n'ont pas plus d'affinité au point de vue de leurs caractères cliniques (1).

Le mot sarcome introduit dans la science en 1809 par John Abernethy (2), qui divisait ce genre de tumeurs en huit espèces, se retrouve dans les anciens auteurs sous le nom de tumeurs charnues. Toutefois, ces tumeurs, dont Celse disait qu'elles contiennent « quelque chose de semblable à une chair inerte sanguinolente », sont décrites ailleurs avec les loupes, les stéatomes, les squirrhes, etc.

Pour nous, admettant la définition de Cornil et Ranvier, nous dirons que le sarcome est « une tumeur constituée par du tissu embryonnaire pur, ou subissant une des premières modifications qu'il présente pour devenir un tissu adulte » (3).

Nous rangerons dans la classe des sarcomes ce que certains chirurgiens du siècle dernier appelaient des exostoses, comprenant sous ce nom une série de tumeurs dont certaines sont sans contredit des ostéomes. Le sarcome des os ou ostéosarcome rentrera également dans notre étude.

Boerrhaave a certainement connu l'ostéosarcome ; c'est ce qui ressort de la lecture des pages qu'il a consacrées dans ses aphorismes aux maladies des os. Gérard Van Swieten son commentateur raconte à ce sujet l'histoire d'une femme qui portait au niveau du genou une tumeur énorme survenue à la suite d'un coup.

« Femina lapsu genut contuderat, atque postea in loco

(1) Nous sommes déjà loin de l'époque où Amédée Forget disait que « très vraisemblablement, la forme fibro-plastique n'est qu'une manière d'être du cancer lui-même. » Bulletin de la Soc. de chir., 5 janvier 1853.

(2) Surgical Works, vol. II, n° 37,187 de la Faculté.

(3) Nous avons rapproché du sarcome des os, le cancer du tissu osseux.

læso, tumor apparuit, qui, et in partibus mollibus et in osse ipso hærere videbatur ; octo annorum spatio sensim auctus tumor fuerat in magnam molem. Externâ dein læsione vulnus in parte anteriori et superiori illius tumoris factum fuit, atque os ipsum denudatum, sensimque externa ejus pars secessit ; tuncque apparuit cavum in parte cavernosa ossis tibiæ adeo amplum, ut decem uncias liquidi injecti caperet, ne guttula quidem per vulnus exeunte. Cùm extirpatio sola supresse videretur, interimque in gravida muliere hæc non tentarit posset, dilata fuit operatio doneci peperisset. Post partum autem pessime computruerant omnia, et paulo post periit » (1).

Abernethy parle peu de l'étiologie de ces sarcomes.

Toutefois nous trouvons la phrase suivante qui se rapporte un peu à notre sujet : « Si la partie coagulable du sang, répandue par n'importe quelle cause, ne peut être reprise par les absorbants voisins, si les vaisseaux qui entourent cette partie la pénètrent, une tumeur peut ainsi se former » (2).

Dans le traité de Duverney, on voit que « les exostoses qui viennent ensuite des incisions et des contusions des os sont infiniment moins dangereuses que celles qui viennent après des ulcères, des abcès, critiques, ou par fracture » (3). Dans ce passage, Duverney ne pense qu'aux exostoses « par épanchement simple » comme il les appelle el non aux exostoses « compliquées de carie » par issue d'un suc « infecté de quelque mauvais levain » dont il parle ensuite. Nous trouvons, à ce propos, l'observation suivante qui a trait évidemment à un ostéosarcome. (P. 490. t. II.)

« Au mois de février 1692, un jeune homme âgé de 14 ans

(1) Aphor.
(2) Loco citato, t. II. A classification of tumours, p. 11.
(3) Maladies des os, éd. 1751, t. II, p. 495.

dit qu'environ 6 mois auparavant il était tombé et s'était démis le bras. Il se fit en conséquence à la partie supérieure une tumeur considérable »... qui fut examinée par M. Saviard.... « On vit que tout le corps de l'os s'était extraordinairement enflé et qu'il formait lui-même le volume de la tumeur dont le dedans était tout rempli de plusieurs petites cellules de différentes grosseurs et figures, qui formaient une substance très friable et spongieuse et qui étaient pleines d'une sérosité purulente ». P. 491.

« On sçait, disait Houstet à l'Académie royale de chirurgie, que le virus vénérien.... le cancéreux, sont souvent la cause de ces tumeurs osseuses ; on sçait encore que cette maladie est produite quelquefois par des coups, des chutes, des efforts qui interrompent le cours de la lymphe, qui donnent occasion à son extravasation, à son épaississement et à des exostoses monstrueuses.

En considérant quelques-uns des effets produits par l'extravasation des sucs qui arrosent les os cylindriques, à la suite d'un coup ou d'un effort, j'espère placer dans son véritable point de vue l'espèce d'exostose qui fait l'objet de cette dissertation » (1).

Hévin parle dans le même sens que Duverney; pour lui, la forte contusion des os, outre des fractures, peut y produire du gonflement et une exostose. Puis, développant ses idées sur l'étiologie de la tumeur osseuse, il ajoute :

« Il y a des exostoses bénignes qui viennent de causes externes ; il y en a de malignes qui reconnaissent des causes intérieures. »

Hévin range, parmi les causes externes, les chutes, les

(1) Mémoire sur les exostoses des os cylindriques. Acad. roy. de chir., édit. 1778, t. III, p. 130 et séq.

coups et, parmi les causes internes, le virus vénérien cancéreux, etc. (1).

Le citoyen Boyer professait que l'ostéosarcome « reconnaît pour cause, tantôt un vice interne quelconque et notamment le vice cancéreux, tantôt une cause externe comme une forte contusion » (2).

Dans son Traité des maladies chirurgicales, Boyer revient sur l'ostéosarcome qu'il décrit à côté de l'exostose, de la gomme et du spina-ventosa. Si on lit attentivement ce qu'a écrit Boyer on peut trouver le sarcome des os, et dans l'exostose « à propos de la forme cellulaire », et dans le spina-ventosa des adultes. Rapportant l'ostéosarcome au cancer, il ne croit pas qu'il suffise d'un coup, d'une chute pour donner lieu à une altération aussi grave du tissu osseux. Pour lui, l'ostéosarcome est le résultat « de l'action directe ou indirecte du virus cancéreux sur les organes affectés ».

Cette distinction se retrouve dans les pages qui précédent puisque, tout en admettant un certain rôle de la part des chutes ou des contusions, il les considère comme des causes occasionnelles.

Giraldès avoue qu'il est difficile d'assigner une cause précise à l'origine des tumeurs fibro-plastiques.

Toutefois il accepte volontiers les observations de Desault, Brulatour, Gensoul, d'après lesquelles ces chirurgiens « ont vu ces tumeurs se développer à la suite d'une contusion de la face » (3).

On lit dans Follin que les tumeurs fibro-plastiques « paraissent venir après des contusions ou des pressions réi-

(1) Cours de pathol. et de thérap. chirurg., éd. 1785, 2e partie.

(2) Leçons du citoyen Boyer sur les maladies des os, rédigées par Anth. Richerand, an XI, t. I.

(3) Tumeurs du sinus maxillaire. Th. concours professorat, 1851.

térées. On a remarqué que les contusions répétées, lentes, prédisposaient plus que les chocs brusques au développement des plasmomes » (1).

Pour Paget et Moore, la relation qui semble lier la contusion au sarcome se réduit simplement à une heureuse coïncidence (2).

Dans le mémoire de S.-W. Gross, de Philadelphie, on voit que sur 144 cas dus au traumatisme, cette donnée étiologique avait été reconnue hors de doute 63 fois (3).

Schwartz (4), dans sa thèse d'agrégation, insiste sur le traumatisme, comme point de départ des ostéosarcomes. « Ces traumatismes consistent le plus souvent en des contusions des membres au niveau de leurs divers segments, contusions très violentes dans certains cas, beaucoup moins dans d'autres, mais qui ont précédé de peu de temps l'apparition soit des douleurs, soit de la tuméfaction qui indiquent l'explosion de la maladie ; les traumatismes se sont succédé dans quelques faits coup sur coup, en agissant toujours sur le même point du membre qui va devenir le siège de l'ostéosarcome ; dans d'autres il s'agit de contusions pour ainsi dire chroniques, comme chez ce cavalier dont parle C. Veil, dont le genou subit des contusions répétées et chez lequel il se développa un sarcome hémorrhagique du condyle interne du fémur ».

Et généralisant en quelque sorte ce qu'il vient de dire pour l'étiologie de l'ostéosarcome en particulier, Schwartz ajoute : « Il semble donc acquis qu'un traumatisme anté-

(1) Path. externe, t. I. Art. Tumeurs fibro-plastiques.

(2) Syst. de Holmes. Loco citato.

(3) Sarcome of the long bones, based upon a stud y of one hundred and sixty five cases. American Journal of the med. sciences, p. 17, 338, 1879.

(4) Ostéosarcome des membres. Paris, 1880, p. 93 et 96.

cédent constitue une cause locale et active et c'est là d'ailleurs ce qui arrive pour un grand nombre de tumeurs des parties molles ».

Stich (Berlin klinik Wochens, 1873), Walker (Journal de de Græfe, V, 261), Senftleben (Arch. für klin. Chirurgie, I, 118). Birkett (Catal. du musée de Guy's hospital, n° 1052), croient à l'origine traumatique du sarcome et rapportent des faits à l'appui de la relation entre ces tumeurs et des traumatismes.

### Observation VIII (1).

Ostéosarcome de l'épaule.

Un prêtre âgé de 47 ans tombe en courant dans la rue des Barres le 13 vendémiaire an VII. La douleur et la contusion de l'épaule droite qui résultèrent de cette chute ne l'empêchèrent pas de vaquer à ses occupations..... Quatre mois après cet accident, il ressentit dans le bras droit des douleurs intermittentes..... Une tumeur da la grosseur d'un œuf se développa vers l'épaule.

### Observation IX.

Ostéosarcome du genou.

Le nommé Braude, 14 ans, entre à la Charité de Berlin pour une tumeur énorme du genou gauche. Quatre semaines avant son entrée, il heurta ce genou contre un tronc en sautant à bas d'un arbre. Il tomba par terre, mais il put se relever et continuer à se servir de cette jambe comme de l'autre. Au bout de quelques jours, début de la tumeur. (Lebert. Phys. path. t. II.)

### Observation XI.

Sarcome myéloïde du fémur. Amputation. Autopsie par Santerson, Blix et Henschen (3).

Une jeune servante de 20 ans est reçue à l'hôpital Séraphin au mois de janvier 1878. Son père est mort à 65 ans d'une tumeur maligne de la mâchoire supérieure. Bien portante jusqu'à la mi-septembre 1877. A ce moment elle reçoit un coup sur le genou droit; quelque temps

(1) Leçons du citoyen Boyer sur les maladies des os.

(2) Observation tirée de l'Hygica, 1878. Revue d'Hayem, 2e fascicule, 1881, p. 676.

après, nouveau choc dans une chute. Bientôt survient de la douleur et de la difficulté dans la marche ; elle put se relever et marcher jusqu'au mois de novembre. Dans cet intervalle, une tumeur s'est montrée et rapidement développée près du genou droit. Elle s'étend sur la moitié inférieure de la cuisse et se perd en bas vers la moitié inférieure de la jambe.

### Observation XII.

Cancer pulsatile de l'extrémité inférieure du fémur droit, par Carville.

Nicolas H..., 55 ans, palfrenier, reçoit, en octobre 1866, un coup de pied de cheval au côté externe du genou. Jusqu'alors cette région n'avait été le siège d'aucune douleur ni d'aucun gonflement. Cette contusion occasionna une vive souffrance et une légère tuméfaction qui s'accrut rapidement (1).

### Observation XIII.

Ostéosarcome ulcéré de l'extrémité inférieure du fémur droit.
(Obs. de Poncet, de Lyon) (2).

Blamont, Jean, cultivateur, 15 ans, d'une bonne santé, reçoit dans les premiers jours de décembre 1879, il y a par conséquent 3 mois, un coup de pied de vache qui l'atteignit au-dessus du genou droit. Le choc fut assez violent pour que le petit malade ait été repoussé à une certaine distance.

Le lendemain le genou s'était tuméfié.

### Observation XIV.

Ostéosarcome central à cellules rondes de l'extrémité supérieure du tibia.
(Obs. du professeur Gross, de Nancy (3).

Ebener, Michel, 45 ans, charron, à Ensheim (Bas-Rhin), jadis d'une bonne constitution.

Il y a 5 ans, il se donna un coup violent sur la région, et à partir de ce moment, Ebener est très affirmatif à ce sujet, survinrent des douleurs qui allèrent toujours en augmentant. Ebener fait 5 mois après une nouvelle chute dens laquelle il se fracture l'avant-bras et se con-

(1) Soc. anat., 1867, p. 475.
(2) Schwartz. Th. agrég. Paris, 1880, p. 231.
(3) Schwartz. Th. a rég. Paris, 1880, p. 250

tusionne violemment le genou qui, à partir de ce jour, augmente de volume.

### Observation XV.

Ostéosarcome du maxillaire supérieur, par Estlander (1).

Erik, Johany Oliv., 53 ans, domestique d'Ingol. Pas d'antécédents héréditaires de cancer. Affaibli et souffrant depuis 1876. Il avait été frappé peu auparavant sur la joue gauche par un débris de cheminée. A partir de ce jour, la joue devint le siège d'une douleur et d'une tuméfaction qui ne disparurent jamais complètement.

### Observation XVI.

Ostéosarcome du tibia droit (Estlander) (2).

M. Londros, 37 ans, employé au chemin de fer à Hongo, a le pied droit écrasé entre les tampons de deux wagons au moins de juin. (Désarticulation de Pyrogoff.) Mort le 5 octobre avec une tumeur du tibia droit, généralisation.

L'auteur fait suivre cette observation des réflexions suivantes : « Quelle a donc été la cause de ce processus ? Il me semble qu'on peut admettre l'influence de la lésion traumatique par suite de laquelle il y a eu contusion de l'os et de son enveloppe. »

### Observation XVII.

Sarcome kystique à cellules géantes de la tête du tibia, par Sam W. Gross (3).

Il s'agit d'une femme âgée de 20 ans. Il y a 3 ans elle tombe et se frappe le genou sur une pierre à aiguiser. A la suite, sensation de faiblesse dans la jambe, mais point de gonflement. Douze mois après ap-

(1) Revue mensuelle, 1879, p. 389 et 390, obs. XX.
(2) Loc. cit.
(3) Philad. Med. Times, 19 juin 1880.

paraît au-dessous du bord inférieur de la rotule une tumeur grosse comme un œuf de poule. Pendant 18 mois, la tumeur grossit lentement, c'est à peine si son volume primitif est doublé. Mais il y a si mois la malade fait une nouvelle chute sur le genou et la tumeur augmente de volume.

### Observation XVIII.

**Sarcome à cellules géantes de l'extrémité supérieure du péroné. (Lagrange) (1).**

David, 25 ans, du 15e régiment de dragons, entre à l'hôpital du Val-de-Grâce dans le service de M. le professeur Gaujot. Les antécédents héréditaires ainsi que les antécédents personnels ne présentent rien de particulier.

Le 15 juillet 1879, chute et forte contusion au niveau de la tête du péroné gauche, gonflement et ecchymose à ce niveau. Le malade reprend son service 15 jours après. Un mois 1[2 après l'accident apparition d'une petite tumeur de consistance très dure ; c'était la tumeur actuelle.

### Observation XIX.

**Sarcome de la mamelle (Obs. recueillie dans le service du professeur Broca) (2).**

Femme de 36 ans, coiffeuse, d'une bonne constitution. Cette femme raconte qu'à l'âge de 8 ans, elle a reçu au niveau de la partie supérieure du sein droit un coup de bâton en pointe. Le point atteint conserva, dit-elle, depuis lors une certaine sensibilité. A l'âge de 13 ans elle eut une fièvre typhoïde pendant laquelle elle ressentit de vives douleurs au point malade. Elle fut réglée à 14 ans; elle remarqua alors qu'elle éprouvait des douleurs plus vives à chaque époque menstruelle. A 18 ans elle s'aperçut de la présence d'une petite grosseur au point frappé antérieurement par la pointe du bâton et qui était resté douloureux depuis lors. Cette petite tumeur augmente lentement de volume et à l'âge de 25 ans, elle présente la grosseur d'une noisette.

(1) Progrès méd., n° 27, 1881, p. 528.
(2) Cordier. Th. Paris, 1881, p. 33. Sarcome du sein.

### Observation XX.

Sarcome fuso-cellulaire du testicule (personnelle).

Bouard, âgé de 39 ans, restaurateur, entre le 22 septembre 1879 à la maison de Santé.

Les antécédents du malade se bornent à un eczéma de la main, à quelques douleurs rhumatoïdes dans le bras gauche, et à de la gastralgie. Pas de traces de scrofules, ni de syphilis. En 1878, au mois d'avril, il se donna un coup de pelle sur le testicule gauche. Quinze jours après, il s'aperçut que ce testicule était devenu plus gros et plus dûr que l'autre. La tuméfaction alla en grossissant sans occasionner de douleurs vives. En septembre, c'est-à-dire cinq mois après, la tumeur se ramollit en un point situé à la face antérieure du scrotum. Il se forma une ulcération à travers laquelle apparut une petite masse bourgeonnante.

### Observation XXI.

Sarcome du sein gauche (personnelle).

Mme X..., 36 ans, entrée le 3 avril 1879 à la Maison de santé, dans le service de M. Cruveilhier.

Cette dame, fille de rhumatisants, a été elle-même atteinte d'un rhumatisme articulaire aigu, il y a cinq ans. Elle raconte qu'il y a dix ans, elle s'est donné sur le sein gauche un coup violent sur le coin de son lit. Le choc fut tellement fort que la malade en perdit connaissance. La douleur se calma peu à peu les jours suivants. Il y a cinq mois, à l'endroit contusionné, c'est-à-dire à la partie externe du sein gauche, Mme X... constata une petite tumeur grosse comme une noisette.

### Observation XXII.

Sarcome fibro-cellulaire de la région temporale (personnelle).

X..., âgé de 62 ans, entre en août 1880, dans le service de M. Périer à Saint-Antoine.

Cet homme, d'une santé un peu faible, ne présente comme passé pathologique que du rhumatisme articulaire et des névralgies occipitales. Son père est mort d'un carcinome stomacal. Rien à noter du côté de la mère, qui a succombé aux suites d'une grossesse.

Il y a un an, le malade tomba sur le coin d'une table en bois : c'est la région temporale droite qui porta. Le malade affirme n'avoir rien remarqué dans la région avant cet accident. Une ecchymose apparut le lendemain au point contusionné et disparut progressivement. Quinze jours après, une tumeur se développe à ce niveau et devient en quelque jours grosse comme un petit haricot. A partir de ce moment, la tumeur s'accrut excessivement vite. Quatre mois après le début, elle avait le volume d'une grosse orange.

### Observation XXIII.

Sarcome du sein gauche (personnelle).

Thalmann(Mathilde), âgée de 40 ans, entre le 17 septembre 1880, dans le service de M. Benjamin Anger, à Saint-Antoine.

Cette malade est rhumatisante et prétend ne jamais avoir rien eu du côté du sein. Il y a 18 mois, son mari qui était pris de vin lui donna un violent coup de poing sur le sein gauche. Douleurs très vives pendant 3/4 d'heure : puis tout se calme. Trois semaines après apparaît une petite tumeur qui acquit bientôt la grosseur d'un petit œuf.

### Observation XXIV.

Sarcome à cellules rondes du sein, par Estlander (1).

Catherine Nymann, 54 ans, femme d'un manouvrier d'Helsingfors reçut pendant le printemps de l'année 1867 un coup violent sur le sein gauche. Elle portait avec une autre personne un baquet plein d'eau. Celle-ci lâcha l'extrémité du levier qu'elle tenait et la première personne fut frappée par l'autre bout. Une tuméfaction de la glande suivit le coup ; elle resta pendant quelque temps stationnaire, puis elle se mit à augmenter très rapidement.

« Une seule personne accusait le traumatisme, dit Estlander, mais son récit était si précis qu'il ne permettait guère le doute : un coup détermine une tuméfaction locale, celle-ci reste pendant quelque temps stationnaire, puis elle s'accroît avec rapidité. On voit qu'il y a une relation directe

(1) Loco citato. Arch. de gynécologie, mars 1881, p. 181, obs. V.

Nota. — Nous regrettons de ne pas avoir pu consulter les journaux américains depuis un certain nombre d'années. La faute en est à notre pauvre bibliothèque de la Faculté.

du traumatisme avec le sarcome comme avec le carcinome. » Arch. Gynecol. ut sufra, p. 195.

Nous rapportons ici une observation de Morgagni : ce dernier la donne comme « une espèce de sarcome d'une forme sphéroïde » (1).

### Observation XXV.

Antoine Mocenici, très digne de son frère Aloys, qui était alors gouverneur de Venise, voulut que le sujet qui passait par ici au mois de mai 1739, pour retourner à Este où il habitait, vînt chez moi pour que j'examinasse ce cas extrêmement rare.

Comme je demandai au malade par quelle cause et comment elle avait commencé, il me répondit que quoiqu'il eût reçu déjà dès son enfance un coup en cet endroit, le testicule n'avait pourtant commencé qu'à l'âge viril à former une tumeur.

Boyer qui relate l'observation de Morgagni en fait une tumeur des bourses au même titre que les cas de Méhée de la Touche et du professeur Roux (2).

### Observation XXVI.

Sarcome du sein (personnelle). (Obs. recueillie dans le service de M. le professeur Gosselin).

Bergeot (Joséphine), 49 ans, concierge, couchée au n° 24 de la salle Sainte-Catherine. Il y a 13 ans elle reçut un coup de coude sur le sein gauche. Pas de douleur, mais ecchymose de la grandeur d'une pièce de 5 fr. Dix-huit mois après, écoulement d'un liquide roussâtre par le sein. Tumeur. Amputée le 20 mars 1877 par le professeur Trélat ; 2e opération le 22 juillet 1878; 3e ablation le 6 septembre 1879; 4e le 29 septembre 1881.

### Observation XXVII.

Sarcome du sein (personnelle). (Recueillie dans le service de M. le professeur Gosselin).

Coutard (Renée), 52 ans, lingère. Se cogne violemment, contre le dos

(1) Epist. 43e, art. 41, p. 102.

(2) Mal. chirurgicales, t. X, p. 302 et 308.

d'un lit renversé, le sein gauche. Douleur très vive au moment. Au mois de mai, petite tumeur dans le sein. Opérée le 29 septembre 1881.

### Observation XXVIII.

Sarcome mou du testicule (Communiquée par notre ami Meunier, interne des hôpitaux) (1).

X... 35 ans, employé de commerce, entre dans le service de M. Desprès, le 27 juin 1881, pour être opéré d'une tumeur du testicule droit Il a eu la syphilis à 21 ans.

Pendant la guerre de 1870-71, s'étant engagé dans la cavalerie il vit, à la suite d'un coup violent des bourses contre le pommeau de la selle, le testicule droit devenir plus gros que l'autre, très dur et irrégulier, mais indolent.

Traité par l'iodure de potassium sans grand succès ; plusieurs mois après, étant en Afrique, il remarqua que le testicule avait repris son volume ordinaire. Rien de ce côté jusqu'au printemps 1880.

A ce moment, augmentation de volume et douleur. Traité en vain comme syphilique. Après plusieurs traitements inutiles, voyant que le mal augmente, se décide à entrer à l'hôpital. Deux fongus s'étaient formés, des hémorrhagies abondantes et répétées affaiblissaient le malade.

## TUMEURS DÉRIVÉES DU TISSU CARTILAGINEUX.

### Enchondromes.

Le premier travail important sur l'enchondrome date du mémoire de J. Müller. Cet auteur y admet que la cause presque générale de l'enchondrome est une contusion des os (2).

Mais Müller avait été précédé dans cette voie par d'autres auteurs.

C'est ainsi que Schaper et Below rapportent le cas d'une

(1) Cette observation a été présentée à la Société anatomique.

(2) Rede zur Feier des 42 Stiftungstages der K. med. chir. Fried. Wilhems Institutes, Berlin, 1836.

personne de 38 ans qui avait fait une chute dans son enfance et qui, à partir de ce moment, avait vu se développer une tumeur (1).

On lit dans les Mémoires de l'Académie royale des sciences une observation de Méry : les tumeurs cartilagineuses naissaient sur les premières phalanges des 5e, 4e et 3e doigts et s'étaient développées à la suite d'une contusion (2).

Marc Aurèle Severin cite le fait de Nicolas Larcher. Ce malade était porteur d'un enchondrome des doigts et des métacarpiens pesant 7 livres 3 onces, et dont la cause première avait été une morsure de porc dans l'enfance (3).

Otto rapporte des tumeurs enchondromateuses des phalanges et des os du métacarpe chez un enfant de 14 ans. La cause était une contusion (4).

Klein cite un gonflement des phalanges des 4e et 5e doigts et des métacarpiens correspondants, à la suite d'une contusion.

(In Grœfe und Walther. Journal de chirurgie und Augenheilkund, Bd. III, p. 403.)

Dans le volume XIII de ce même recueil nous trouvons deux observations de Walther, se rapportant au sujet qui nous occupe :

1° Malade de 18 ans, bien bâti, porteur de 5 tumeurs des métacarpiens et des phalanges à la suite d'une contusion ayant porté surtout sur le médius.

(1) Dissertatio de digitis manûs dextrœ in quâdam feminâ per conquasationem nodositate, spinâ ventosâ, et atheromate monstrosis ; diss, præs Schaper, resp. Below. Rostochii, 1698, 4.

(2) Mém. de l'Acad. royale des sciences, 1720, p. 447.

(3) De recondita abcessuum natura. Lib. VIII. Ludg. Batav, 1724.

(4) Neue seltene beobachtungen zur anatomie, physiologie und Pathologie de Berlin, 1824, Bd. IV, t. I, fig. 1.

2° Homme de 22 ans, tumeurs des métacarpiens et des phalanges, chute sur la main.

Comme on le voit, Müller avait un certain nombre de raisons pour croire à l'influence de la contusion dans l'étiologie de l'enchondrome. La même conviction se retrouve dans la thèse d'Ollivier Fayau (Nature de l'enchondrome. Paris, 1856), à laquelle nous avons fait de larges emprunts ». Il paraît donc à peu près certain, dit cet auteur, que les lésions mécaniques, les lésions qui attaquent les os dans leur vie et dans leur formation pendant l'enfance, sont la cause première du développement de l'enchondrome. »

Dans son mémoire sur les tumeurs cartilagineuses des doigts et des métacarpiens, Dolbeau se montre plus réservé au sujet de l'étiologie de ces enchondromes lorsqu'il écrit (1): « Nous ne disons rien des coups, des pressions, etc., qui ont été indiqués comme causes des enchondromes de la main ; nous croyons que, d'une manière générale, le traumatisme est souvent l'occasion de symptômes nouveaux qui indiquent la présence d'une maladie jusqu'alors restée inconnue. »

Toutefois, deux ans plus tard, dans son mémoire sur les enchondromes du bassin et à propos d'une observation de Pihan Dufeuillay, Dolbeau est moins exclusif, et, tout en reprochant à J. Müller d'être trop absolu, il voit dans la chute du malade de Pihan la cause bien évidente de la maladie (2).

Fano dit, en parlant de l'enchondrome, qu'il se développe presque toujours dans le jeune âge ; « quelques malades accusent une contusion de l'os » (3).

(1) Arch. de méd., 1858.
(2) Extrait du Journal du Progrès, 1860.
(3) Traité de chirurgie, I, p. 179.

La même étiologie est notée dans l'ouvrage de Follin (1).

Paget et Moore avancent que « l'origine des tumeurs cartilagineuses peut être rapportée quelquefois à l'hérédité, quelquefois à une injure extérieure » (2).

On trouve dans la thèse de Walsdorff, sur l'enchondrome malin, un passage qui a trait à notre sujet : « La première cause, celle que l'on trouve consignée dans presque toutes les observations de tumeurs cartilagineuses, est sans contredit le traumatisme » (3).

Enfin, dans une thèse présentée à la Faculté de médecine de Strasbourg, A. H. Wartmann s'exprime ainsi :

« L'enchondrome a fréquemment pour cause occasionnelle un traumatisme, surtout lorsque les organes sont atteints pendant l'enfance ».

A propos de l'étiologie de l'enchondrome, Wartmann montre dans sa thèse que la tumeur cartilagineuse peut dériver du tissu conjonctif proprement dit; de plus elle résulterait pour lui dans un certain nombre de cas d'une transformation de l'épithélium des cavités lymphatiques et des vaisseaux contenus dans ce tissu (4).

*Nota.* — Il est bien entendu que nous ne prenons en aucune façon la responsabilité de ces singulières assertions. Nous laissons également de côté et pour le dire en passant l'opinion de Glüge, Meckel et Paget, qui se rattachent à la doctrine surannée des blastèmes. Ces auteurs supposent en effet que des cellules cartilagineuses peuvent se former par genèse au milieu de sérosités albumineuses, ou même, ce qui n'est plus admis, au centre d'extravasats sanguins.

(1) Traité de pathologie externe, I, p. 329.

(2) Syst. of surgery, I, 531.

(3) Th. doctorat. Paris, 1878.

(4) Recherches sur l'enchondrome, son histologie et sa genèse. Strasbourg, 1880.

### Observation XXIX.

Enchondrome du doigt médius (Larrey) (1).

M. S., 29 ans, d'une bonne constitution, officier des grenadiers de la garde, jouait avec un de ses camarades, qui lui serra violemment la main au niveau des articulations métacarpo-phalangiennes. Cette pression, exercée par les deux mains réunies, détermina une très vive douleur qui persista jusqu'au lendemain vers le bord interne de la racine du doigt médius. Dès le second jour, tuméfaction.

### Observation XXX.

Enorme enchondrome de la cuisse et du bassin (Observation recueillie à la clinique chirurgicale de M. Letenneur (de Nantes), par Pihan-Dufeuillay (2).

Roulleau (Hippolyte), maçon, 32 ans, homme fort, d'une bonne constitution, fit, le 23 décembre 1855, une chute de 7 mètres de hauteur sur la fesse droite. Il put se relever lui-même et continua à travailler tout le jour. Dans la soirée, la région du grand trochanter droit commença à devenir douloureuse et le lendemain la marche était presque mpossible. La fesse s'était légèrement tuméfiée, ainsi que le pli de l'aine.

### Observation XXXI.

Enchondrome du pied (3).

Au commencement de novembre 1824, un cheval posa la pointe de son fer sur la partie interne du pied droit de M. D..., à l'union de son tiers antérieur avec ses deux tiers postérieurs. La douleur fut extrêmement vive. Cependant le blessé, qui avait alors 19 ans, remonta à cheval pour continuer son voyage, dont la durée devait être de deux jours et de deux nuits ; cette douleur persista pendant tout ce laps de temps, mais sans être continue. Durant les trois années qui suivirent, elle fut moins vive, moins fréquente, mais rappelant cependant son origine par le caractère qu'elle présentait. Vers le milieu de l'année 1828, une légère saillie apparut sur le point douloureux. De 1828 à 1842, elle avait atteint le volume d'une tête de pigeon.

(1) Soc. de chirurgie, 1857.
(2) Enchondromes du bassin. Dolbeau, 1860.
(3) Gaz. Hôp., 1855.

## OBSERVATION XXXII (1).

Enchondrome du testicule (Demarquay).

G..., cultivateur, 34 ans, entre en 1860 à la maison de santé. Il s'est toujours assez bien porté, n'a jamais eu aucune maladie du côté des organes génito-urinaires. Marié depuis 12 ans, il a eu quatre enfants, qui sont tous forts et bien portants ; le dernier a trois ans et demi. Il y a quinze mois, il reçut sur le testicule du côté droit un coup de pied de cheval ; il ressentit sur le moment une douleur atroce. Une ecchymose assez étendue se forma ; tuméfaction considérable de l'organe, rougeur de la peau; fièvre, anorexie. Ces symptômes inflammatoires cessèrent assez rapidement, mais la tuméfaction du testicule persista. L'état resta stationnaire pendant deux mois. Au bout de ce temps, le malade se livra à des travaux pénibles, alors la tumeur augmenta, des douleurs assez vives apparurent.

A la suite de deux ponctions, qui ne donnèrent issue qu'à un peu de sang, le testicule augmenta encore de volume.

De nouvelles fatigues pendant la moisson occasionnèrent un nouvel accroissement de la tumeur.

La tumeur enlevée pèse 950 grammes.

## OBSERVATION XXXIII.

Enchondrome du testicule (Jules Hogg) (2).

En février 1851, W..., âgé de 30 ans, en sautant un fossé à cheval, fut jeté en avant sur le pommeau de la selle et reçut un coup violent au testicule gauche, ce qui lui causa une douleur vive et plus tard un léger gonflement. En mai, on constatait une tumeur dure à la partie inférieure du testicule.

## OBSERVATION XXXIV.

Cysto-enchondrome du testicule (Thompson) (3).

Jn, 25 ans, fut admis à l'infirmerie de Marylebone en avril 1855. Il y a sept mois, le malade était assis sur le coin d'un lit en fer, lorsqu'en sautant, son testicule droit vint frapper contre le coin du lit. Douleur vive pendant dix minutes. Trois semaines après, gonflement du testicule droit. Ablation de la tumeur en mai 1855.

(1) Bulletin de la Société de chirurgie. 1861, p. 676.
(2) Trans. of the path. Society, t. IV.
(3) Ibid., t. VI, p. 240.

TUMEURS DÉRIVÉES DU TISSU OSSEUX.

## Ostéomes.

L'ostéogénie se fait aux dépens, soit du tissu fibreux, soit d'un cartilage préexistant. Les productions morbides de nature osseuse ne dérogent pas à la loi physiologique : tantôt les ostéomes dérivent du tissu conjonctif, tantôt ils proviennent du tissu cartilagineux. Nous pouvons donc diviser ces néoplasmes en deux espèces :

Les fibromes ossifiants,

Les enchondromes ossifiants.

Dans la première catégorie prennent place les périostoses, un certain nombre d'exostoses et les hyperostoses. Le type le plus parfait de la seconde catégorie est l'exostose sous-unguéale propre aux adolescents (1).

Pour le cal luxuriant qui n'est autre qu'un ostéome, la classification n'est pas aussi facile. Si, en effet, chez les jeunes sujets la réparation de l'os passe par la période cartilagineuse, chez les vieillards, la substance osseuse se forme d'emblée aux dépens du tissu conjonctif. Donc ces ostéomes de fracture doivent être rangés, suivant l'âge du sujet, dans l'une ou dans l'autre espèce.

Nous n'insisterons pas sur le rôle du traumatisme dans la production des exostoses sous-unguéales. Ces tumeurs, que Virchow rapporte à « l'irritation qui atteint la surface de l'épiphyse à une époque peu avancée de la vie », reconnaissent pour cause des pressions continues, par suite de

(1) Malgré les discussions nombreuses qui ont roulé sur l'exostose sous-unguéale, il semble bien qu'on doive la rattacher au groupe des exostoses ostéogéniques, ainsi que notre ami Variot l'a fait remarquer dans un travail récent. Revue de chirurgie, 1881, juin, p. 480.

chaussures trop courtes, etc. Nous verrons seulement ce que disent les auteurs sur l'ostéome en général.

« On voit souvent, dit J.-L. Petit, des exostoses de cette espèce (exostoses bénignes), mais fort petites, sur la crête du tibia et sur différentes parties du crâne, à des personnes qui n'ont aucune maladie. Presque tous ceux que j'ai interrogés sur la cause de ces tumeurs m'ont dit avoir fait des chutes ou reçu des coups, lesquels, ayant meurtri le corps de l'os ou le périoste, ont produit cette tumeur dure qui n'est que le suc nourricier de l'os, épanché, accumulé et induré par le temps » (1).

Duverney considérait également les exostoses comme pouvant se développer à la suite de violences extérieures, de contusions en particulier (2).

Boyer regarde les coups et les chutes comme causes occasionnelles des exostoses (3). Il en est de même de Demarquay, qui écrit que « les exostoses peuvent se développer sous l'influence d'un travail phlegmasique à la suite d'une violence extérieure » (4). Follin (5) et Holmes (6) n'indiquent pas le traumatisme dans l'étiologie de ces tumeurs.

Avons-nous besoin de rappeler ici l'opinion de Virchow sur les ostéomes en général ? Pour lui, l'action irritative du traumatisme n'est pas à mettre en doute : ce qu'il dit plus haut de l'exostose sous-unguéale, il le répète ailleurs et souvent à propos des autres espèces de formation osseuse pathologique.

(1) Œuvres complètes, p. 221.
(2) Loc. cit.
(3) Loc. cit.
(4) Demarquay. Ann. de chir. franç. et étrang., III, p. 242.
(5) Loc. cit. Art. Ostéome.
(6) System of surgery, vol. III. Art. Exostosis.

### Observation XXXV.

Fibrome ossifiant du maxillaire supérieur (Letenneur) (1).

V... (Henri), âgé de 11 ans, reçut à l'âge de 8 ans une pierre lancée avec force au-dessous de la partie interne de l'orbite gauche. Il en résulta une plaie contuse avec douleur vive au moment du choc, mais qui se prolongea quelque temps à un degré moindre, il est vrai. On avait oublié cet accident, lorsque dix-huit mois plus tard, c'est-à-dire à l'automne de 1872, on s'aperçut que le côté gauche du visage augmentait de volume. L'état généra du malade était excellent.

Letenneur fait suivre son observation de la réflexion suivante : « Cette tumeur a pour cause bien évidente une contusion de l'os par le coup de pierre signalé dans le cours de l'observation ».

## TUMEURS DÉRIVÉES DU TISSU ÉPITHÉLIAL.

### SECTION PREMIÈRE.

### Adénomes.

Nous n'avons pas l'intention de revenir sur la longue et interminable discussion de l'histoire des adénomes. Le sujet n'est pas encore épuisé au point de vue de l'anatomie pathologique : les uns voulant qu'il y ait hypertrophie partielle, les autres faisant dériver la tumeur du tissu conjonctif. Nous conserverons l'entité clinique, et nous considérerons l'adénome comme une tumeur dérivée du tissu épithélial.

Ce n'est qu'avec Velpeau que nous voyons bien se dessiner l'influence de la contusion dans l'étiologie de ces tumeurs.

(1) Obs. communiquée à l'Acad. de méd., 25 février 1875.

Il est vrai que si, avant lui, nous voulons dépouiller attentivement les observations des auteurs, nous trouvons sous la dénomination de « cancer » des tumeurs bénignes qui ne seront que des tumeurs adénoïdes, et pour lesquelles l'étiologie traumatique n'est pas mise en doute. En tout cas, c'est Velpeau qui, le premier, fit du processus traumatique tout un corps de doctrine, qui régna longtemps depuis son mémoire dans les Archives de médecine, jusqu'à sa vaste monographie sur les maladies du sein et de la région mammaire. Pour lui, il y avait extravasat sanguin et organisation du sang épanché.

Avec Lebert, la question prend une toute autre forme : la tumeur adénoïde a fait son temps. L'hypertrophie partielle a remplacé les tumeurs fibrineuses de Velpeau. On varie sur le siège et la nature de la tumeur, mais on reste d'accord sur le point de départ, qui peut être une contusion. Ainsi, dans sa Physiologie pathologique, Lebert dit que six fois il a pu constater une violence externe comme cause.

Il raconte même le fait d'une demoiselle âgée de 30 ans, dont la santé avait toujours été bonne, et qui reçut d'un enfant un coup de poing à la partie supérieure du sein droit. Au bout de quelques mois pendant lesquels le sein était le siège de douleurs fréquentes, une tumeur se développa.

Les idées de Lebert se perpétuent avec toute son école, Robin, Follin, Broca. Ce dernier, dans son article du Dictionnaire encyclopédique consacré à l'étude des adénomes, ne rejette pas la contusion, tout en faisant de grandes restrictions. « L'adénome, écrit-il, se développe quelquefois sous l'influence des causes locales, comme des coups ou des pressions réitérées. Cette étiologie a été bien manifeste dans plusieurs cas, et c'est même pour cela que M. Velpeau avait adopté dans l'origine sa théorie des tumeurs fibrineuses consécutives à des épanchements de sang. J'ai vu un petit adénome de la mamelle se former chez une brodeuse dans le point où elle appliquait continuellement sur son sein le bord de son métier » (1).

Pour Follin, « les lésions lentes, irritatives qui s'exercent au voisinage d'une glande, d'un ganglion, suffisent à amener dans ces parties une congestion sanguine suivie d'une hypertrophie... » (2).

Plus près de nous, M. Cadiat revient à l'hypertrophie partielle ; élève et représentant des idées de M. Robin, il s'exprime ainsi : « Au point de vue physiologique, l'adénome n'est que la reproduction d'un phénomène normal. C'est une erreur d'époque pour la génération d'un organe servant à la reproduction. On conçoit donc à la rigueur qu'un trouble fonctionnel puisse, non pas la produire, mais en être la cause déterminante » (3).

Avec une autre école, il n'y a plus d'hypertrophie glandulaire, tout dérive du tissu conjonctif. Virchow ou ses élèves et ses partisans en France admettent que tout ce qu'on a écrit sur l'adénome est faux, et Cornil et Ranvier ne craignent pas d'ajouter « qu'aucune tumeur n'est plus rare que l'adénome vrai » (4).

Au demeurant, l'étiologie traumatique est conservée et vraiment elle s'adapte très bien aux idées de prolifération irritative professée par Virchow. C'est ici que l'on peut ranger le Traité des tumeurs bénignes de Labbé et Coyne, car ces deux auteurs partent des mêmes principes. Au point de vue de l'étiologie des tumeurs, ils se montrent éclectiques et se placent entre ceux qui prétendent que la tumeur

(1) Dict. encycl. des sc. méd. Art. Adénome.
(2) Follin. Path. ext., vol. I.
(3) Anat. générale, t. II, p. 169.
(4) Hist. path.

dérive d'un coup et ceux qui soutiennent que le traumatisme n'a été que l'occasion de la découverte de la tumeur.

« Si dans un grand nombre de cas, les tumeurs doivent manifestement leur origine à une perturbation de la nutrition de l'organe en relation avec un dérangement de ses fonctions normales, on trouve cependant un assez grand nombre de faits dans lesquels on peut invoquer avec certitude un traumatisme comme point de départ de la tumeur. »

Donc d'ores et déjà nous pouvons bien admettre que la contusion joue un grand rôle dans la production des tumeurs adénoïdes : elle agira suivant les uns pour produire une suractivité formatrice des éléments épithéliaux et glandulaires ; suivant les autres, pour déterminer une irritation et par suite une hypertrophie du tissu conjonctif.

### Observation XXXVI.

Adénome sudoripare ulcéré du doigt indicateur gauche, datant de 14 mois. (Professeur Verneuil).

Une femme de 60 ans, couturière, d'une constitution assez faible en apparence, mais qui cependant a toujours joui d'une bonne santé, est entrée dans le service de M. Lenoir dans les premiers jours de juillet 1854 pour une tumeur ulcérée du doigt. Elle raconte qu'il y a quatorze mois elle fut heurtée par sa fenêtre, qui tomba sur la face dorsale de la main ; il en résulta une contusion assez intense, mais dont les traces disparurent bientôt. Quelques jours après, elle ressentit dans la partie moyenne de la face dorsale de l'index une douleur circonscrite et assez vague qui lui fit supposer l'existence sous la peau d'un petit fragment de verre qu'elle chercha à retirer avec une épingle. La petite plaie devint le siège d'une légère inflammation, il se forma une petite croûte, et en arrachant celle-ci la malade affirme que sous la peau existait déjà une masse blanche qu'elle compare aux racines d'une verrue ou poireau.

. . . . . . . . . . . . . . . . . . . . . . . . . . . . .

M. Verneuil fait suivre cette observation des réflexions suivantes. « Si les irritations continues ou le traumatisme ont une influence assez contestable sur le développement du cancer, il faut s'empresser de reconnaître qu'ils prédisposent singulièrement aux hypertrophies en général et surtout à celle des glandes par un mécanisme, il est vrai, qui n'est pas complètement connu. Ce point, très digne d'intérêt, exige des développements étendus, mais peut provisoirement se passer de démonstration directe » (1).

### Observation XXXVII.

Fibrome du sein (M. Trélat).

Jeune fille de 27 ans, ayant toujours joui d'une bonne santé. Il y a quatre ans, elle reçut un coup de parapluie sur le sein gauche. La douleur fut médiocre, mais assez persistante toutefois pour éveiller son attention. Six ou sept mois après, elle remarqua dans son sein une petite tuméfaction qui se développa peu à peu en suivant une marche lente.

Nous avons laissé dans ce chapitre l'observation de M. le professeur Trélat ; bien que ne portant que la mention *fibrome*, elle nous semble pouvoir être considérée comme une tumeur adénoïde dans le sens que l'école allemande attache à ce mot.

M. Cadiat qui a fait une étude toute speciale des tumeurs de la mamelle et qui en a observé un grand nombre de cas, dont la description est consignée soit dans sa thèse, soit dans d'autres mémoires, n'a jamais trouvé de fibromes purs. Toutes les tumeurs qui présentent cette apparence microscopique sont toujours pourvues d'un nombre plus ou moins considérable de culs-de-sac glandulaires. Le tissu fibreux peut prédominer de beaucoup comme quantité dans ces néoplasmes, de même que dans la glande normale à l'état de repos ; mais, comme dans ce dernier cas, on y

(1) Arch. de méd., 1854, p. 693, 5e série, n° 4.

rencontre toujours quelques éléments glandulaires disséminés.

SECTION DEUXIÈME.

## Cancer.

Dès la plus haute antiquité, on s'est occupé de rechercher quel pouvait être le mode de génération du cancer. Les anciens ont épuisé les hypothèses, et l'on serait presque embarrassé maintenant pour en formuler une nouvelle. Sans vouloir retracer, dans tous leurs détails, ces idées qui n'ont plus que la valeur de documents historiques, nous devons cependant, avant d'exposer les opinions actuelles, appuyées sur des bases scientifiques, rappeler rapidement ce qu'était le cancer pour les médecins d'autrefois.

Hippocrate rapporte en ces termes l'histoire d'une femme d'Abdère : « Elle eut au sein un carcinome qui était tel : par le mamelon s'écoulait un ichor sanguinolent ; l'écoulement ayant été arrêté, elle mourut (1).

Il regarde le cancer comme la production d'un levain atrabilieux. On se demande avec Rouzet ce que signifie

(1) Epidémies. Liv. VII, § 116, 5e vol. de l'édition Littré, p. 463.

Note : Dans une thèse sur l'étiologie de la carcinose, Paris, 1877. Nous lisons qu'Hippocrate « ne fait mention dans ses épidémies que de la femme de Pytheas, Phaëtuse d'Abdère » qui mourut de cancer. Nous ignorons où l'auteur a pris ses indications et après avoir parcouru les livres Hippocratiques, nous n'avons trouvé qu'un passage où il s'agisse de Phaëtuse.

« A Abdère, Phaëtuse, femme de Pythée, qui avait fait plusieurs enfants dans sa jeunesse, fut longtemps sans avoir ses règles, son mari ayant été obligé de fuir. Elle devint alors ce que nous appelons une femme hommasse : sa peau se couvrit de poils, son menton poussa de la barbe, sa voix était rude. On fit inutilement tout ce qui paraissait propre à ramener les règles, elle mourut au bout de quelque temps. »

le mot atrabilieux. Est-ce une humeur, comme le voulaient les galénistes, qui admettaient une atrabile chaude ou froide, sèche ou humide, et qui regardaient le cancer comme ayant son origine dans l'humeur chaude et sèche (1)?

Galien qui, comprenait sous le nom de squirrhe une foule de tumeurs non malignes, pense que cette production « vient d'une humeur visqueuse et épaisse qui s'attache sur les parties squirrheuses, de façon qu'elle ne peut pas être facilement dissoute » (2).

Celse parle des lésions produites par les causes externes, puis range le charbon et le cancer parmi celles « qui résultent de la corruption des organes situés à l'intérieur du corps » (3).

Arétée ne dit presque rien des causes du cancer, et Paul d'Egine le considère comme corrosif, puisqu'il « tire son origine d'une bile noire » (4).

Ambroise Paré a peu modifié les idées qu'il avait reçues des anciens. Pour lui, la cause antécédente du chancre « provient d'une manière de vivre, produisant un sang épais, mélancolique et limoneux » (5).

Beloste, chirurgien de Paris, pratiquant en Savoie, rapporte le sarcocèle à une extravasation des sucs nourriciers. Cet extravasat tient à ce que les orifices des vaisseaux « sont relâchés et dilatés par cause externe, comme coup, chute, effort, meurtrissure ou maux vénériens » (6).

La bile et la mélancolie, causes de cancer, ont fait leur temps : nous sommes déjà dans la période moderne, où les

(1) Sur le cancer, 1818, n° 32,351.

(2) De arte curativa. ad. Glaucon. Liv. II, cap. VI, p. 762, vol. II, n° 34,857 de la Faculté.

(3) De re medica. Liv. IV, cap. 28, p. 156, n° 33,154.

(4) Arétée. De causa et signis acutorum morborum, n° 34,241.

(5) Ed. Malgaigne, I, p. 363, 1840.

(6) Chirurgie d'hôpital. Ed. 1733, t. II, p. 163.

influences extérieures vont prendre rang dans l'étiologie du cancer.

«Les causes du cancer, selon quelques-uns, dit Dionis, sont externes et internes. Les premières se rapportent à une forte contusion ou bien à une compression, lesquelles donnent lieu à la lymphe de s'arrêter dans les glandes des mamelles des femmes, de s'y épaissir et d'acquérir de l'âcreté par son séjour » (1).

Il expose dans les pages suivantes quelques aperçus sur les traités du cancer de Gendron (de Montpellier), d'Alliot (de Bar-le-Duc) et d'Helvétius, connu en médecine sous le nom de médecin hollandais.

« M. Helvétius croit, dit-il, que la source et l'origine du cancer n'est autre chose qu'une petite coagulation de quelque goutte d'humeur dans une glande; que cette coagulation vient d'ordinaire par un accident extérieur, comme coup, chute, serrement ou effort... »

Pouteau admet deux grandes origines du cancer, l'une interne, l'autre consécutive à un coup. Il y a déchirure vasculaire, ecchymose, bref, tout le processus anatomique de la contusion. Le sang se décompose et acquiert une âcreté « qui agace les filets nerveux autour desquels il se répand quelquefois, compromet l'intégrité de ces filets. Cette âcreté augmente de jour en jour et peut avec le temps donner naissance aux accidents les plus terribles, si la reprise des sucs épanchés n'a pas lieu en totalité. » (2).

En lisant la Pathologie chirurgicale de Hevin, on trouve les deux ordres de causes mises en avant par Pouteau : tantôt elles sont extérieures, tantôt elles sont intérieures, mais dans un sens ou dans l'autre elles suffisent. C'est

(1) Cours d'opérations de chirurgie. Ed. 1782, 1re partie, p. 452 et séq., n° 30622.

(2) Œuvres posthumes. Du cancer qui provient d'une cause externe, t. I, p. 2.

alors que nous trouvons la lymphe (« visiblement cause matérielle du cancer et des tumeurs squirrheuses ») (1).

Peyrille, dans sa dissertation académique, s'exprime ainsi : « Demunt inter causas cancri remotas, primas « mereri sedes ictus, casus, pressiones validas, a corpori- « bus duris illatas, etc., sua quisque est doctus expe- « rientia » (2).

A mesure que nous avançons, cette croyance à la relation de cause à effet entre le cancer et la contusion s'affirme de plus en plus. Pour certains chirurgiens, le fait est tellement évident que l'on voit Desault, après avoir insisté sur les effets de la contusion, écrire : « Je rappellerai le sentiment de tous les hommes raisonnables en médecine qui regardent le cancer comme une maladie locale dans son principe et qui ne doit, dans aucun cas, son développement aux effets d'un virus cancéreux préexistant. La saine raison a fait justice du sentiment opposé qui avait régné si longtemps en médecine » (3).

Desault avait eu des précurseurs et il ne fait que répéter ce qu'avait dit Hunter : « que le cancer est tout local et qu'il ne récidive pas après ablation complète. »

A la même époque, Bell, dans son Traité des ulcères, pense que les violences extérieures seules peuvent produire le cancer (4).

De nos jours, les localistes n'ont pas dit leur dernier mot : il nous suffira de rappeler la discussion des chirurgiens de Londres à la Société de pathologie en 1874.

Pour Xavier Bichat, le « cancer du sein peut tenir à une

(1) Loco citato.

(2) Dissertatio de Cancro. Mélanges in-8, t. 491, p. 10, 1773.

(3) Œuvres chirurgicales, p. 421.

(4) Traité théorique et pratique des ulcères. Ed. 1803, trad. Bosquillon, p. 198.

tout autre cause qu'à une induration produite par son inflammation. La suppression des règles, un coup, peuvent donner lieu au développement d'une petite glande d'abord mobile sous le doigt, puis, qui venant à grossir, devient le principe du cancer (1).

Boyer (2), dans différents passages de ses œuvres, tout en ayant vu du cancer partout, là même où il n'en existe pas, note les contusions comme point de départ de cette affection et à propos du cancer de l'œil, il ne manque pas de dire que « les causes qui déterminent le développement du cancer de l'œil sont à peu près les mêmes que celles qui donnent lieu à la même maladie dans les autres organes : les blessures, la contusion... sont, en général, les causes les plus communes de cette affection. » Après cette assertion, on est tout étonné de lire que les malades atteintes de cancer de mamelles ne s'aperçoivent que par hasard de leur maladie et qu'alors elles en cherchent l'origine soit dans un coup, soit dans une pression exercée par le corset ou par un busc; mais que le plus souvent « la malade et presque toujours le chirurgien ne peuvent en assigner la cause. »

Samuel Cooper est aussi explicite, soit dans son dictionnaire, soit dans son traité de chirurgie, lorsqu'il note les contusions comme cause accidentelle de squirrhe ou de cancer.

C'est ici que nous devons rappeler le rôle que Broussais et son école jouèrent dans la médecine tout entière: pour ces physiologistes, tout était irritation ou dérivait de l'irritation. Le cancer devait se ressentir de cette doctrine et c'est ce qui eut lieu. Dès lors, le squirrhe est une néoplasie éminemment irritative, et l'encéphaloïde n'est autre chose

(1) Anat. path. Dernier cours de Xavier Bichat, 1825, p. 212.

(2) Œuvres chirurgicales, II, p. 353 et seq., VII, 220 et seq., V, 367 et seq.

« qu'un des résultats de l'irritation peu active et prolongée des tissus aréolaires (1). »

Nous n'insistons pas sur le témoignage que nous pourrions recueillir dans Velpeau, nous savons assez que ce grand chirurgien était localisateur. D'ailleurs, toutes ses idées se retrouvent plus tard dans la thèse d'agrégation de Nélaton avec quelques restrictions cependant. Bien que Nélaton ait constaté la réalité du fait avancé par Velpeau chez sept femmes sur onze, il s'empresse d'ajouter que « la question ne sera bien résolue que quand les médecins auront assisté à la contusion, à ses suites, qu'ils auront vu le cancer se développer après la contusion et que des faits de ce genre se seront reproduits un assez grand nombre de fois (2). »

Les mêmes incertitudes se retrouvent dans la fameuse discussion suscitée par le mémoire de Cruveilhier et qui occupa l'Académie de médecine pendant 1843 et 1844. On y trouve des considérations très intéressantes au point de vue de la pratique chirurgicale, mais très peu de chose sur l'étiologie des tumeurs. La question ne fut effleurée que par M. Bousquet qui, à notre sens, relégua trop loin la cause provocatrice du néoplasme et lui donna un rôle par trop accessoire (3).

Lebert ne nie pas l'influence de la contusion ; toutefois elle lui paraît « bien plus nettement constatée pour le cancroïde que pour le véritable cancer. Déjà, ajoute-t-il, nous avons fait semblable remarque pour l'hypertrophie par-

(1) Doctrines médicales, t. II, p. 696-697.

Note : Toutes les thèses de la première moitié du siècle qui traitaient du cancer ne manquèrent pas de rappeler les idées régnantes. Bernard d'Argesey. Essai sur l'étiologie du cancer, 1837, n° 245.

(2) Th. concours d'agrégation, 1839. Tumeurs des mamelles, p. 117.

(3) Mémoire sur le corps fibreux de la mamelle. Discussion. Bull. de 1843-1844.

tielle de la mamelle comme résultant bien plus souvent d'un coup ou d'une violence extérieure que le vrai cancer du sein (1) ». Follin admet que les épithéliomes se développent à la suite de violences répétées chez des individus déjà prédisposés à la maladie. Mais lorsqu'il s'agit du cancer, il s'empresse de noter que si les malades rapportent toujours leurs tumeurs à une violence extérieure, « l'observation rigoureuse est bien loin d'établir la grande influence de ces violences d'ailleurs si communes (2). »

« On concevra sans peine, disent Breschet et Ferrus, que les femmes en soient plus fréquemment atteintes que les hommes, si l'on réfléchit que chez elles les glandes mammaires jouent un rôle bien plus important, sont plus excitées, et enfin sont plus exposées au contact et à l'influence des causes extérieures.... Un coup très léger et dont la malade conserve à peine le souvenir, une pression longtemps exercée, laissent après eux une douleur indolente peu volumineuse (3). »

Le professeur Roux fait la même observation à propos du sarcocèle : « Toute cause mécanique susceptible de produire quelque irritation du testicule » peut déterminer cette affection (4).

« Je me déciderais avec peine, écrit Melchior Robert, à admettre un cancer de ce genre (cancer local), si je n'écoutais

(1) Anat. pathol., II, p. 139-140.

Chauveau. Cancer des mamelles. Th. 1827, n° 23. « Les causes locales les plus ordinaires sont un coup, une chute.... »

Miramont. Du cancer en général. Th. 1837, n° 111. L'auteur y parle de l'inflammation comme cause du cancer.

Alex. Dubled. De sarcocele ejusque medielâ. Th. agrég., 1828, n° 314. « Aliquando post ictum, compressionem testiculi, nascitur non raro, post inflammationem organi diuturnam. »

(2) Loco citato. T. I, art. Epithélioma.

(3) Dict. en 20 vol., art. Mamelle, p. 155 et séq.

(4) Dict. en 20 vol., art. Sarcocèle.

que mes observations ; mais si l'on en croit les auteurs les plus célèbres, il n'est pas permis de rejeter cette opinion adoptée par eux (1). »

Moore, traitant de l'origine du cancer, écrit que dans quelques cas rares « une violence peut être suivie du développement du cancer; mais ce fait n'est pas si fréquent qu'on ne puisse le rapporter à une simple coïncidence entre la violence et un cancer déjà au début (2). »

Nous voudrions citer complètement les pages que sir James Paget consacre, dans son livre sur les tumeurs, à la genèse du cancer et à son étiologie ; nous ne pouvons en donner que quelques aperçus. Le grand chirurgien anglais a parlé de certaines conditions contingentes (âge, sexe, etc.) et il ajoute : « L'influence des violences extérieures est plus évidente. Un cinquième des malades rapportent leur cancer à une violence extérieure et, bien que quelques-uns se trompent dans leur croyance, il n'en reste pas moins établi que chez un certain nombre l'effet du traumatisme est trop évident pour être mis en doute.... Dans certains cas, l'apparition du cancer se montre immédiatement après les effets ordinaires propres au traumatisme. Une personne reçoit un coup, je suppose; quand les signes primordiaux de ce coup ont disparu, un cancer se déclare dans le lieu contusionné. J'ai cité des cas semblables dans l'histoire du cancer médullaire, dans lequel le fait dont nous parlons semble plus évident que dans les autres formes de carcinomes. »

Ensuite Paget passe en revue une seconde classe de faits dans lesquels un intervalle plus grand s'écoule entre la contusion et la naissance du néoplasme. Là aussi, le trau-

(1) Considérations sur le cancer de la mamelle. Th. doctorat. Paris, 1848.

(2) System of chirurgie de Holmes, I, p. 582.

matisme a laissé des traces profondes aussi bien que non apparentes. D'autres fois enfin (c'est la troisième série d'observations), un traumatisme unique ne suffit pas, il faut des violences répétées de temps en temps, « de façon à produire un changement de structure dans la partie qui, à la fin, devient le siège du cancer (1). »

Dans un tout autre sens est conçue une thèse de Paris, dans laquelle l'auteur fait table rase de la prédisposition morbide et se range à l'avis des Velpeau, des Virchow et des Campbell de Morgan. M. Salle (l'auteur de la thèse) ne pouvait mieux choisir ses autorités; néanmoins nous ne pouvons nous associer à une opinion aussi exclusive (2).

Plus près de nous, Jonathan Hutchinson revient sur l'origine locale du cancer et pose les conclusions suivantes :

« L'évolution cancéreuse doit être regardée simplement comme une forme morbide de la nutrition propre à certains tempéraments et à certains âges, à la suite d'une irritation locale.

« Il devient constitutionnel par absorption de ses éléments.

« Le sang sera d'autant plus vite contaminé que le néoplasme sera plus riche en suc : comme toutes les maladies du sang (blood diseases), le cancer peut être transmis de père en fils, quand il est arrivé à sa deuxième étape, quand il est devenu constitutionnel.

« Les formes les plus graves et dont la marche est la plus

(1) Paget. Loco citato. Lectures on tumours, p. 55 et seq, n° 37,205.

(2) Salle. Etiologie de la carcinose. Th. doct. Paris, 1877, n° 107.

rapide sont celles qui surviennent chez des individus jeunes et dont les antécédents héréditaires sont manifestement cancéreux (1).

## Encéphaloïdes.

### Observation XXXVIII.

Carcinome du sein (personnelle).

Une femme de 32 ans, née à Roubaix, entre dans le service de M. le professeur Verneuil vers la fin de l'année 1882.

C'est une femme grasse, n'ayant jamais été malade. Elle ne se rappelle pas son enfance et n'accuse que des névralgies ayant duré quatre mois.

La mère de la malade est morte à 46 ans, après avoir eu dix enfants qu'elle a nourris elle-même. Six sont morts, la plupart en bas âge. Une fille est morte à 16 ans d'un chaud et froid, et ressemblait à sa mère, qui a succombé à une tuberculose pulmonaire. La malade ressemble à son père, qui n'a jamais été malade et vit encore, âgé de 86 ans.

Cette femme a trois frères qui se portent bien.

Au sujet de son affection actuelle, la malade raconte qu'il y a dix-huit mois, en coupant du bois, elle se donna un coup violent avec le manche d'une hache sur le sein droit. Elle avait oublié cet accident, lorsque quelques semaines après elle s'aperçut qu'elle portait une tumeur dans le sein.

### Observation XXXIX.

Encéphaloïde du testicule, par M. le professeur Verneuil.

Un garçon de 18 ans, cultivateur, vigoureux, bien constitué, est entré le 4 mars dans notre service pour une affection du testicule, survenue dans les circonstances suivantes. Le jour de Noël, il y a par conséquent deux mois et demi, ce garçon se frappe les bourses contre l'angle d'un billard. La douleur est sur le moment assez vive, mais se calme rapidement, aussi le malade n'en continua-t-il pas moins sa partie. Dès le soir même, notre homme qui jamais jusqu'alors n'avait eu d'affection vénérienne et dont les organes génitaux étaient du reste dans un état d'intégrité parfaite, voit rapidement le testicule droit devenir le siège d'un gonflement progressif, mais non douloureux. Il s'en inquiète peu et reprend son travail. Quelque temps après, cependant, voyant la tuméfaction augmenter, il se décide à consulter un médecin qui, jugeant le gonflement suspect, m'envoie le malade.

(1) Mémoire lu en 1860 devant la Société Huntérienne et publié pour la première fois dans le Medical Times and Gazette, 1881, p. 92 et seq.

## Observation XL.

Cancer mélanique du talon (Professeur Broca) (1).

M. R..., ancien notaire, dans une chute d'un lieu élevé, se fit une contusion sous le talon. Il survint aussitôt un gonflement douloureux, et M. Follin, appelé le même jour, trouva une collection de sang sous l'épiderme et une ecchymose assez étendue dans l'épaisseur du derme. Au bout de quelques jours de repos, la douleur et le gonflement disparurent, mais il resta sous le talon, au niveau de la contusion, un peu d'induration. Celle-ci, au lieu de disparaître, s'accroît d'abord lentement, puis elle prit une teinte noirâtre; enfin, en moins de six mois, après l'accident, elle présenta tous les caractères d'un encéphaloïde mélanique.

## Observation XLI.

Encéphaloïde mélanique du pubis (Professeur Broca).

Une bouquetière fait une chute en avant, le bord antérieur de l'éventaire porta sur le sol et le bord postérieur produisit sur le pubis une contusion violente. La malade entra à la Charité dans le service de Gerdy. Un foyer sanguin fluctuant, dont la résorption fut assez lente, existait immédiatement au-dessus du pubis. La malade, parfaitement guérie, quitta l'hôpital au bout de vingt jours et reprit sa profession. La pression continuelle de l'éventaire ne tarda pas à devenir douloureuse. Il se développa un engorgement diffus noirâtre, qui s'accrut sous l'influence de l'irritation de l'éventaire.

## Observation XLII.

Cancer du sein (personnelle).

Mme Boulanger, âgée de 55 ans, sans profession, entre le 3 mai 1879 à la maison de santé. A part des convulsions dans la jeunesse, cette malade n'a jamais eu de maladies antérieures. Son père, qui était asthmatique, est mort à la suite d'une apoplexie cérébrale. Elle a eu quatre enfants, le dernier à l'âge de 37 ans, elle les a nourris tous les quatre.

Cette dame est forte, bien constituée, hémorrhoïdaire ; cette tendance aux dilatations veineuses se retrouve à la face qui est couverte de veinosités. Elle est sujette aux crampes et à la transpiration des mains. Elle raconte qu'il y a deux ans, en entrant dans son jardin, elle reçut au niveau de la partie interne du sein gauche un coup violent du bouton de

(1) Traité des tumeurs, t. I, p. 143 et 144.

la porte qui revint sur elle. La douleur fut vive au moment, mais se calma peu à peu pour disparaître au bout de deux jours. Quatre mois après l'accident, la malade ressentit quelques élancements dans l'endroit contusionné et remarqua une nodosité grosse comme une noisette qui augmenta progressivement. Depuis deux mois, elle a vu la peau rougir au niveau de la partie interne et inférieure de sa tumeur.

### Observation XLIII.

Carcinome du testicule (Obs. due à l'obligeance de notre ami Bottez, interne des hôpitaux).

Brignon (Victor), 55 ans, maréchal ferrant, entre à la Charité, dans le service du professeur Trélat, le 11 mars 1876. A 45 ans, en montant à cheval, le malade s'est froissé le testicule droit. Ce n'est que 3 ans après qu'il commença à remarquer l'augmentation de volume de son testicule ; mais ce n'était qu'une faible augmentation qui resta stationnaire trois nouvelles années. Puis l'organe malade se mit à croître lentement et d'une façon progressive.

Le malade est asthmatique, fils d'un père sujet à des névralgies et d'une mère profondément arthritique.

## Squirrhes.

### Observation XLIV.

Squirrhe du sein gauche (personnelle).

Mme C..., de Troyes, âgée de 65 ans, vient à la consultation de la Charité demander conseil au sujet de gastralgies et de rhumatisme articulaire chronique. Elle porte dans le sein une tumeur grosse comme une noix qui se serait développée de la façon suivante : il y a 20 ans en tirant son lit elle reçut un coup violent sur le sein gauche. Cette contusion occasionna une douleur qui devint persistante. Six mois après, développement d'une induration dans le point contus.

### Observation XLV.

Squirrhe ulcéré du sein (personnelle).

Vibail, âgée de 78 ans, entrée le 29 juillet 1880 dans le service de M. Périer à Saint-Antoine. C'est une femme bien conservée, sujette autrefois aux migraines et présentant des varices énormes aux jambes. Il y a 3 ans, elle a eu le sein gauche contusionné dans la rue par une boîte longue remplie de fleurs. Le choc a été assez violent pour renverser la malade ; toutefois les douleurs n'ont pas été de longue durée. Six semaines après elle sent dans le sein une petite tumeur qui s'est ulcérée au bout d'un an.

### Observation XLVI.

Squirrhe atrophique du sein (personnelle).

Victoire M..., âgée de 66 ans, sans profession, entre le 19 mai 1879 à la Maison de Santé. Née d'une mère rhumatisante, la malade a eu elle-même un rhumatisme polyarticulaire aigu.

La malade a reçu il y a 8 mois de son mari un coup de coude assez violent pour lui arracher des larmes. Il y a trois mois seulement, la malade (qui surveillait son sein, comme elle le raconte) s'aperçoit d'une petite tumeur à la partie externe du sein. Depuis deux mois déjà son attention était attirée de ce côté par des souffrances sourdes mais continuelles.

### Observation XLVII.

Squirrhe du sein chez un homme (Obs. communiquée par notre ami Germont interne des hôpitaux).

M. Coignet, âgé de 49 ans, officier en retraite entre le 18 janvier 1879 dans le service de M. Marc Sée.

Comme antécédents personnels on note une plaie de la main en 1848, des chancres mous en 1849, et une dothiénentérie en 1858.

La plaie de la main fut mal soignée et ne se cicatrisa qu'au bout de 3 mois. Il resta toujours dans le membre supérieur gauche des douleurs qui remontaient jusqu'à l'épaule et qui s'accentuaient aux changements de température. En 1869, le malade remarque de l'anesthésie relative de ce membre. Il y avait également à cette époque de l'anesthésie des parois thoraciques, attendu que le malade avait pris l'habitude dans les services militaires de tenir la main droite sous la tunique et de se presser le mamelon gauche sans ressentir la moindre douleur. Vers le mois de mai 1879 en déménageant il reçoit sur le mamelon gauche le bord d'un buffet. Un mois après il sentit un petite tumeur très douloureuse, bleuâtre, située derrière le mamelon. Puis ce mamelon s'est rétracté rapidement et la tumeur s'est ulcérée dans les premiers jours de décembre. Depuis 2 mois, le malade présente des accès de fièvre qui, au début, revenaient tous les 8 jours et qui, maintenant, se montrent tous les 3 jours entre onze heures et minuit.

### Observation XLVIII.

Squirrhe du sein (personnelle).

La nommée Blanc (Marie), âgée de 66 ans, entre le 27 novembre 1880 à Saint-Antoine, dans le service de M. Périer. Son père était asthmatique; quant à elle, elle est atteinte d'un emphysème à forme asthmatique et signale dans ses antécédents un rhumatisme articulaire aigu, à l'âge de 56 ans. Il y a un an, la malade reçoit dans le sein droit un coup de tête d'enfant. Le choc fut violent et la douleur très vive. Six mois après, apparition d'une tumeur.

### Observation XLIX.

Squirrhe du sein droit (Professeur Verneuil) (1).

A. Eléonore, 55 ans, ménagère, entre au mois d'octobre 1875 dans le service de M. le professeur Verneuil pour un squirrhe du sein.

Cette femme, de petite taille, jouit ordinairement d'une bonne santé. En 1871, elle eut à l'époque du siège une fièvre typhoïde à la suite de laquelle elle fut prise de plusieurs accès de colique hépatique traités par M. Brouardel.

De temps en temps elle accuse des battements de cœur, des douleurs névralgiques à la tête et à une époque qu'elle ne peut déterminer elle ressentit à la hanche une douleur névralgique assez intense, douleur qui revint aussi plusieurs jours de suite vers 4 heures du matin. Le sulfate de quinine fit bientôt disparaître ces diverses névralgies.

En 1874, au mois de décembre, elle se heurte le sein droit assez violemment contre la clef d'une porte. La douleur est telle que la malade s'évanouit. Cette douleur persiste quelques jours.

Deux mois après, Mme A... est surprise de voir apparaître une petite tumeur juste au point frappé.

A la suite de l'opération retour de coliques hépatiques. Erysipèle le quatrième jour. Guérison. Exéat le 10 novembre.

### Observation L.

Squirrhe du sein (personnelle).

Grimbarre, Sophie, 41 ans, entrée à l'hôpital de la Charité, service de M. Desnos en 1881.

Cette femme sujette aux gastralgies et à la migraine a été traitée, il y a 3 ans à Lourcine, pour une névralgie sciatique.

Elle exerce la profession de marchande au panier. En janvier 1881, un passant la bouscule. La malade tombe lourdement sur le bord de son panier. Elle ressentit aussitôt dans le sein gauche qui avait porté une douleur vive qui dura 24 heures. Six mois après, elle remarqua dans le sein blessé une petite tumeur qui augmenta rapidement de volume.

(1) Longuet. De l'influence des maladies du foie sur la marche des traumatismes. Th. doct. Paris, 1877, obs. XXXV.

## Epithéliomas.

### Observation LI.

Contusion du testicule. Epithélioma du testicule consécutif. Castration.

Abbé, 23 ans, du régiment de ligne, entré le 3 octobre 1881 dans le service de M. le professeur Goujot.

Les antécédents héréditaires et personnels sont bons : ni diathèse syphilitique, ni diathèse cancéreuse. La santé générale était excellente, lorsque le 24 juillet notre malade se contusionne fortement le testicule gauche en faisant de la gymnastique. La douleur fut très vive, le malade perdit presque connaissance, mais une demi-heure après put reprendre ses exercices.

Le lendemain, gonflement de la glande, qui, dans l'espace de 15 jours, arriva au volume du poing. Le malade n'en souffrait pas, c'est seulement à cause de la gène que lui occasionnait cette tumeur qu'il entra le 12 août à l'hôpital de Vincennes. La tumeur avait grossi si vite que les chirurgiens de cet hôpital crurent à une inflammation du testicule. La médication antiphlogistique fut employée pendant 8 jours. Ensuite application de pommades iodurées, iodure de potassium à l'intérieur. Pendant le courant des mois d'août et de septembre, la tumeur doubla de volume, le 3 octobre, le malade est évacué sur le service de clinique du Val-de-Grâce (1).

---

# CHAPITRE III.

## APPRÉCIATION DU RÔLE DE LA CONTUSION DANS L'ÉTIOLOGIE DES NÉOPLASMES.

### § Ier. — *La contusion agit-elle ?*

Nous avons relaté dans ce travail 51 observations : nous les avons choisies claires, précises et partant concluan-

(1) Nous devons cette observation à la bienveillance de M. le professeur Gaujot du Val-de-Grâce. — Elle a été recueillie et rédigée par le Dr Lagrange, chef de clinique chirurgicale

tes, reléguant à la fin des faits qui pourront avoir leur intérêt plus tard. D'un autre côté, nous avons fait comparaître nos aînés, produit leurs témoignages, en nous abstenant de toute interprétation. Dans toutes ces dépositions et pour ne citer que celles afférentes au cancer, quel chaos n'avons-nous pas constaté ? Il semble que l'imagination des auteurs se soit plu à nous éblouir par des théories toutes plus bizarres les unes que les autres. Nous devons avouer que le sujet était fécond et prêtait aux hypothèses. Et, après tant de siècles d'efforts, la question n'est pas épuisée, l'inconnu persiste encore sous forme de ce « je ne sais pas, » que l'on trouve à chaque page dans les écrits de nos contemporains. Cette déclaration décourageante se comprend devant les explications admises à l'heure actuelle à propos de l'étiologie des tumeurs. N'avons-nous pas la théorie nerveuse de Van der Kolk, de Lang et de Snow, la théorie de la spontanéité avec Rindfleisch, Stricker, Nancrede, Payne. Nous voyons ensuite passer devant nos yeux la théorie embryonnaire, appuyée par Cohnheim, Thiersch, Waldeyer, Lücke, Maas, Hans, Ebstein, la théorie dyscrasique de Rokitansky, Paget, Billroth, Simon, enfin, la prédisposition et la théorie inflammatoire, derrière laquelle se rangent Virchow, S.-D. Gros, Woodwart, Samuel, de Kœnigsberg, Wagner, Birch, Hirschfeld, Cornil et Ranvier, Perls, Tyson, S. W. Gross, Fitz, de Boston.

Qu'est donc devenue la contusion dans la genèse des néoplasmes? Est-elle une cause banale et sans importance ou bien a-t-elle une action véritable, évidente, un rôle étiologique sérieux, avéré ? Nous croyons que la contusion peut être le point de départ de tumeurs ; nous le croyons d'après des faits rigoureusement observés, d'après les déclarations d'autorités compétentes. Mais cette relation de cause à effet, qui est pour nous une vérité, est loin d'être admise par tous les chirurgiens. Cette opposition d'ailleurs n'est pas nouvelle et Velpeau avait déjà réagi contre la tendance qui régnait à son époque.

« Aux malades qui rapportent leur tumeur à une violence externe, écrit-il, et beaucoup de femmes atteintes de cancer au sein sont dans ce cas, on répond que la tumeur préexistait, que la malade ne s'en était point aperçue auparavant, que la violence a été l'occasion et non la cause du mal. Ce raisonnement peut être fondé, mais l'opinion contraire n'est pas insoutenable. Si nombre de femmes ne se souviennent de rien comme cause de leur tumeur, il ne s'ensuit pas qu'il n'y ait pas eu là quelque pression, quelque froissement. Une contusion, un froissement s'oubliant bien vite peuvent devenir la source de maladies qui ne se montrent que plus tard. »

Malgré sa logique et son raisonnement poussé un peu trop loin, Velpeau ne rallia pas les indifférents et ne convertit pas les incrédules. Il ne le pouvait pas, car la théorie sur laquelle il s'appuyait ne soutenait pas la critique, malgré le bruit qu'elle fit autour d'elle.

Cependant l'influence du trauma ne perdait pas ses défenseurs et, sans parler du professeur Verneuil, ne lisons-nous pas dans Formad les lignes suivantes ? « Le Dr Gester présenta dernièrement, à la Société de pathologie de New-York, trois cas qui prouvent admirablement l'origine traumatique du cancer. J'ai vu moi-même plusieurs cas analogues de tumeur d'origine certainement traumatique à la clinique de l'hôpital de l'Université. »

Si l'on voulait classer les opinions des auteurs au sujet du rôle de la contusion dans la production des néoplasmes, on devrait faire deux catégories. D'un côté on avance qu'il n'y a pas de causalité entre le néoplasme et la contusion c'est une simple coïncidence, où, comme disent certains anglais accentuant encore leur pensée : « a chance coïncidence. » D'autres affirment que la tumeur existait déjà à l'état latent et que la contusion, en donnant lieu à une poussée active du côté de la tumeur, n'a fait que la rendre palpable aux yeux ou à la main soit du malade, soit du chirurgien. Il n'est pas nécessaire d'entrer dans une discussion approfondie de ces deux systèmes bien proches parents l'un de l'autre. La coïncidence est un mot qui ne dit rien à l'esprit et qui se trouve très souvent en défaut devant des observations cliniques consciencieusement prises. Dire que la tumeur existait déjà, c'est raisonner à priori et avancer un fait qui ne repose sur aucun fondement sérieux.

En revanche, la crédulité ne vaut pas mieux quand il s'agit d'apprécier sainement les choses. Entre la négation et la crédulité se place un scepticisme raisonné, non pas celui qui consiste dans le doute universel, mais celui qui veut dire recherche patiente et loyale. En effet, à côté de ceux qui nient, s'est trouvé une phalange non moins nombreuse, non moins autorisée qui affirme hautement que la contusion est la seule cause de la tumeur. Qu'est-il arrivé ? C'est que les auteurs qui ont affirmé, n'ont pas entraîné la conviction, parce qu'ils ont rapporté leurs observations sans les interpréter et surtont sans les faire suivre des explications que l'obscurité du sujet comporte.

Et cependant, lorsqu'on veut bien y réfléchir, comment admettre que tant de chirurgiens se soient trompés et se trompent encore ? Que l'on considère les affirmations des malades comme sans valeur, nous le concédons même à la rigueur, bien qu'il existe beaucoup de cas où les récits sont si nets, l'enchaînement des faits si évident, que l'on ne doit pas fermer les yeux de parti pris. Mais devant les sanctions données aux déclarations des malades, par des hommes du plus grand mérite, il est difficile de poser une négation systématique.

Sans doute, et pour le dire franchement, les preuves à conviction sont bien difficiles à donner dans un sujet aussi obscur : il faudrait de toute nécessité, pour jeter un peu de lumière sur l'étiologie des tumeurs, être à même de saisir la transition graduelle entre une contusion et un néoplasme. Il y a sur ce point des matériaux qui nous manquent, au moins pour le moment.Toutefois, est-il encore permis de raisonner par analogie. On admet volontiers quele trauma puisse produire des atrophies et des hypertrophies, on croit qu'il aboutit à une inflammation ou à un abcès et l'on ne veut pas qu'il puisse agir dans la genèse des tumeurs. Soit, laissons les tumeurs de côté et prenons les plaies où l'influence du traumatisme n'est discuté par personne. Poussant les choses à l'excès de ce côté, nous avancerons que tout travail de réparation dans une plaie est un néoplasme. Que se passe-t-il, en effet, autour d'une plaie ? On constate un rempart néoplasique formé au sein des tissus circonvoisins. Et au niveau de la solution de continuité n'existe-t-il pas un véritable cal conjonctif, absolument comme dans les fractures existe un cal osseux ? Or, de même que dans les fractures il peut se faire un excès de cal qui constituera une tumeur osseuse, de même au niveau d'une plaie il peut se produire un excès de travail qui deviendra kéloïde, laquelle, à tout prendre, n'est que l'exagération de production des bourgeons charnus. Dans l'intimité des organes pareil travail de réparation se fait ; mais sous l'influence d'une diathèse particulière, ce travail outrepasse la mesure normale et donne lieu à des productions spéciales qui constituent les tumeurs.

### § II. — *Comment la contusion est-elle susceptible de provo-voquer le développement des néoplasmes ?*

L'accumulation des observations cliniques consignées ci-dessus peut paraître, au premier abord, un peu longue ; à notre avis, elle ne l'est pas assez, car elle constitue la seule base vraiment positive de ce travail.

L'observation clinique rigoureuse est un mode d'investigation scientifique d'une valeur incontestable, cependant elle n'acquiert toute son importance que lorsqu'elle est complétée et contrôlée par l'expérimentation. C'est surtout pour résoudre des problèmes aussi complexes que celui qui nous occupe que le médecin doit avoir recours à la méthode expérimentale, pour tenter de reproduire artificiellement les phénomènes qu'il étudie, le rattacher à l'ensemble des conditions nécessaires à son apparition, arriver au *déterminisme*, suivant l'expression de Claude Bernard.

« Quand il s'agit de la médecine et des sciences physiologiques, il importe de bien déterminer sur quel point doit porter le doute, afin de le distinguer du scepticisme et de montrer comment le doute scientifique devient un élément de plus grande certitude. Le sceptique est celui qui ne croit pas à la science et qui croit à lui-même, il croit assez en lui pour oser nier la science et affirmer qu'elle n'est pas soumise à des lois fixes et déterminées. Le douteur est le vrai savant, il ne doute que de lui-même et de ses interprétations, mais il croit à la science, il admet même dans les sciences expérimentales un critérium ou un principe scientifique absolu. Ce principe est le déterminisme des phénomènes, qui est absolu aussi bien dans les phénomènes des corps vivants que dans ceux des corps bruts » (1).

Nous sommes bien loin de ce résultat. Les quelques expériences qui ont été faites sur la production des tumeurs ont été instituées dans une toute autre voie. De même que pour le tubercule, on a recherché si le cancer était inoculable, si on pouvait le faire pulluler par greffes (2). Ces faits, fort intéressants, mais à un autre point de vue que le nôtre, ne doivent pas nous arrêter. Soit sur les animaux, soit sur l'homme, nous ne connaissons aucune recherche expérimentale digne d'être citée, établissant que la contusion ou d'autres traumatismes de ce genre aient déterminé la genèse d'un néoplasme. La rareté relative des tumeurs chez les animaux habituellement utilisés dans les laboratoires, les convenances sociales qui nous interdisent sur l'homme (3) toute intervention qui pourrait lui être nuisible, nous expliquent suffisamment le manque de documents que nous constatons avec regret.

Puisque nous ne savons même pas si, expérimentalement, une contusion peut être suivie d'une tumeur, à plus forte raison, nous n'avons aucune observation directe sur l'ensemble du processus qui préside à sa formation. Ce n'est que par une induction, légitime il est vrai, que nous pouvons nous faire une idée plus ou moins exacte de l'ensemble des lésions qui sont la conséquence, non pas immédiate du traumatisme, mais médiate, et de l'évolution de ces mêmes lésions. En réalité, nous ne pouvons émettre

(1) Introduction à la Médecine expérimentale, p. 91.

(2) Résultats négatifs : Peyrille, Dupuytren, Valentin, Vogel, Gohur, Virchow, Billroth, Hyvertl, Laug, Zahn.

Résultats positifs : Langenbeck Kleneke, Karl, Otto, Weber, Follin et Lebert, Goujon, Eiselt, Nowinsky.

(3) Atteint de cancer généralisé par exemple.

que des vues hypothétiques, bien qu'elles s'appuient sur l'autorité de pathologistes distingués, de Virchow en particulier.

Pour Virchow, qui s'est fait le restaurateur de la grande doctrine de l'inflammation de Broussais, qui l'a mise en accord avec les progrès modernes de l'anatomie et de la physiologie, il n'y a pas de doute : l'irritation intervient fréquemment comme cause productrice des néoplasmes. L'irritation directe des éléments anatomiques provoquée par le traumatisme quel qu'il soit, surtout répété, a pour conséquence leur prolifération, leur hyperplasie, etc. Nous devons à la vérité de dire ici qu'une bonne partie de l'Ecole française avec Cruveilhier, Ch. Robin, n'identifie pas l'irritation avec l'inflammation : pour elle, l'inflammation est un trouble circulatoire dans les vaisseaux capillaires, avec perturbation thermique. Les troubles nutritifs des éléments constituants des tissus sont alors secondaires, se rattachent à la répartition anormale des liquides nourriciers, du sang en particulier.

Quoi qu'il en soit de ces théories, sur lesquelles nous n'avons pas à nous prononcer, nous pouvons regarder comme évident qu'une contusion avec attrition des tissus, des vaisseaux, etc., s'accompagne d'un épanchement de sang qui fait l'office de corps étranger.

L'ensemble de ces altérations est amplement suffisant pour déterminer une réaction dans les parties ambiantes restées saines : il y a *irritation* ou *zone inflammatoire*, peu importent les noms donnés à ce processus morbide.

La cicatrisation peut être simplement l'effet du travail réparateur, ou bien ce travail manquant de régulation, détourné au profit d'une diathèse en puissance, dépassera les limites qu'il devait atteindre, la prolifération continuera, une tumeur sera constituée.

Virchow est certainement le partisan le plus déterminé de l'origine inflammatoire des néoplasmes. Que pouvons-nous faire mieux que de le citer?

Après avoir rappelé que Muller avait démontré que les tumeurs ne refermaient rien en elles d'hétérologue et que leur accroissement devait avoir lieu par suite de la suractivité formatrice d'éléments préexistants, après avoir indiqué ce que peuvent avoir d'exagéré dans cette voie les idées de Broussais, Virchow s'exprime ainsi (1) :

« Sans même aller aussi loin et considérer chaque espèce de tumeur comme un produit de l'inflammation, on n'en est pas moins conduit à les rapprocher des produits inflammatoires ; car il y a en réalité dans des cas d'inflammation un stimulus, une influence extérieure ou intérieure qui donne naissance à des processus formateurs et à des produits nouveaux si considérables que, pour peu qu'il ne consistent pas en produits inflammatoires connus, nous les rangerions sans plus ample information au nombre des tumeurs proprement dites. Mais pour certaines tumeurs, et c'est un fait reconnu déjà depuis Galien, le point de départ inflammatoire est évident; seulement le produit en paraît si limité et si indépendant, qu'il se présente comme quelque chose de tout à fait distinct du processus initial. On ne peut tracer nettement, en général, la ligne de démarcation entre les tumeurs inflammatoires et les autres, précisément parce qu'un état d'irritation se rencontre au fond de toutes les tumeurs néoplasiques, et d'un grand nombre de tumeurs exsudatives et sécrétoires. »

Plus loin, s'appuyant sur les statistiques de Tanchou et de Marc d'Espine, il dit : « Dans ces trois séries de chiffres... on reconnaît cependant aisément que dans les localités

(1) Pathol. des tumeurs, I, p. 33 et 34. Edit. française, 1867.

aussi différentes, des observateurs tout à fait étrangers les uns aux autres sont arrivés au même résultat général, à savoir, que dans les organes revêtus d'une surface molle, qui se trouve fréquemment en contact avec des corps étrangers, il se développe bien plus de tumeurs que dans ceux qui sont renfermés dans des cavités, qui n'ont que dans une moindre proportion des rapports et des communications avec l'extérieur et qui ne sont que plus rarement exposés à des influences vulnérantes diverses. Si l'on va plus loin et que l'on compare les différents segments de ces organes, on voit encore davantage que la maladie frappe précisément les points qui sont le plus exposés, par leur situation, aux froissements et aux irritations de la part soit de corps extérieurs, soit de substances sécrétoires. »

Ailleurs (p. 80-81) : « Ainsi, quand même je ne puis dire de quelle manière particulière doit s'excercer l'irritation pour produire précisémeut telle tumeur dans un cas donné, tandis que dans un autre cas, peut-être dans des conditions en apparence identiques, il ne se développera qu'une simple inflammation, je n'en ai pas moins cité toute une série de faits (p.65) qui montrent qu'il peut exister dans la structure anatomique des différentes parties, certaines lésions persistantes qui mettent obstacle à l'action des forces régulatrices (ou réactives, comme les appelle Philippe Von Walther) sous l'influence d'une cause irritante qui n'eût produit, dans un autre point, qu'une affection simplement inflammatoire, l'irritation y donne lieu au développement de la tumeur spécifique. »

L'irritation ou l'inflammation, survenant à la suite d'un traumatisme, présente des modalités diverses et en rapport avec les tissus aux dépens desquels le néoplasme tirera son origine. Les troubles nutritifs, qui se traduisent par la prolifération des éléments, auront des caractères spéciaux suivant qu'on les envisage dans le grand groupe des tumeurs qui se rattachent au tissu conjonctif et à ses proches voisins (tissus cartilagineux et osseux), à différents degrés de leur évolution, ou bien suivant qu'on examine les tumeurs naissant des épithéliums, dans lesquels nous rangerons, avec Waldeyer, le plus grand nombre des cancers proprements dits.

Sans vouloir entrer sur ce point dans des détails que notre sujet ne comporte pas, nous empruntons à un travail récent de Formad, sur l'Etiologie des tumeurs, un argument qui prouve que les néoplasmes d'origine conjonctive reconnaissent pour cause l'inflammation. L'auteur américain, qui a plus spécialement en vue les fibromes, établit l'identité, au point de vue histologique du tissu constituant les fibromes et du tissu produit de l'inflammation. Dans les deux cas, en effet, les faisceaux de tissu conjonctif sont dépourvus de la gaine enveloppante de cellules plates que l'on met si facilement en relief avec les imprégnations d'argent par la méthode de Recklinghausen.

Donc, conclusion légitime : *Les lésions identiques sont dues à la même cause* (1).

On pourrait généraliser bien autrement, à notre avis, cet aperçu restreint : la plupart des tumeurs formées par le tissu conjonctif, dites embryoplastiques, fibro-plastiques, ne sont-elles pas constituées, pour la plupart, par des éléments embryonnaires ou à un degré un peu plus avancé en développement, mais qui tous se rencontrent dans les pro-

(1) Nota. Nous espérions trouver dans une étude du Dr Salvator Cacciolo, des détails intéressants sur le sujet qui nous occupe. L'auteur italien se contente de battre en brèche les idées anciennes sur l'inflammation chronique. Ce mémoire, basé sur l'histologie pathologique, ne nous offre aucun détail propre à éclairer la question en litige.

(Giornale internazionale delle science Mediche, t. IV, fascicules 5 et 6.)

cessus inflammatoires ? Où est la différence ? Ce n'est ni dans la forme ni dans le groupement des éléments ; elle gît uniquement dans l'absence de régulation de l'activité formatrice qui sort de ses bornes normales, dans la prolifération pour ainsi dire indéfinie,comme dit Wirchow.

Pour les tumeurs dépendant des épithéliums, qu'elles soient adénoïdes ou cancéreuses, nous pourrions répéter ce qui prédède.

Nous lisons en effet dans une thèse remarquable sur la théorie épithéliale, due à M. Desfosses. « Les éléments des tumeurs épithéliales dérivent directement des cellules épithéliales qui ont été le point de départ des néoplasmes. En ce qui concerne leur mode de naissance, celle-ci s'effectue par les mêmes procédés que pour les cellules normales ; la scissiparité paraît être le cas le plus fréquent, mais la génération et la formation endogène ont également été signalées par la plupart des observateurs. Nous n'assistons en somme ici qu'à l'exagération quantitative de la reproduction cellullaire qui se produit incessamment à l'état physiologique. Les jeunes cellules une fois nées, prolifèrent à leur tour et ainsi naissent des amas épithéliaux de plus en plus considérables et dont la présence ne tarde pas à altérer la physionomie normale de l'organe dans lequel ils siègent » (1).

On le voit,quel que soit le tissu dont la nutrition ait subi une déviation morbide, dans les éléments duquel les échanges moléculaires se font dans le sens d'un accroissement indéfini, le résultat est le même : c'est la constitution d'un néoplasme.

Ce que nous venons de dire n'a trait qu'aux tumers qui

(1) Théorie épithéliale du cancer. L. Desfosses. Th. doctorat. Paris, 1881.

se développent immédiatement après la contusion, alors que celle-ci, par le travail de réparation qu'elle appelle, met les parties atteintes en imminence morbide. Mais il est toute une série de faits dans lesquels la relation entre le néoplasme et l'acte traumatique semble fort obscur. On comprend mal, a priori, qu'une tumeur se développe cinq ans, dix ans après une contusion dans un point donné. Et cependant la localisation seule de l'affection à l'endroit antérieurement contus doit laisser à penser qu'il y a plus qu'une coïncidence. Pourquoi, en effet, le néoplasme se développe-t-il là plutôt qu'ailleurs? Pourquoi dans un sein débutera-t-elle dans le segment supérieur plutôt que dans l'inférieur?

La partie atteinte par le trauma constitue un locus minoris resistentiæ dont l'existence n'est plus à mettre en doute depuis les travaux du professeur Verneuil (1) et le mémoire de L.-H. Petit, au congrès pour l'avancement des sciences (2).

La disparition lente et incomplète du sang a des inconvénients et des périls tant que reste une masse liquide ou solide ; elle agit comme corps étranger et empêche la guérison complète, c'est-à-dire l'effacement de la cavité par réunion de ses parois..... Lorsque le hasard permet d'examiner des foyers très anciens de contusion, on y retrouve souvent des granulations pigmentaires, des cristaux d'hémotoïdine et autres débris de sang. Certainement ces molécules sont généralement tolérées par les tissus, mais en fin de compte elles en altèrent la texture et constituent pour eux une tare locale plus ou moins compromettante pour l'avenir » (3).

(1) Propathies. Revue mensuelle de méd. et de chir., 1879.
(2) De Locus minoris resistentiæ. Gaz. hebd., 1875, p. 706 et séq.
(3) Art. Contusion. Dict. encyclopédique.

Une question se pose maintenant. Comment se fait-il que le traumatisme, suivant les circonstances dans lesquelles il agit, peut amener la production de telle ou telle tumeur, conjonctive ou épithéliale, par exemple ? Sans prétendre démêler les susceptibilités prédisposantes de certains tissus, nous devons au moins tenir compte de l'influence locale immédiate. Si l'agent vulnérant porte son action sur une région dans laquelle un tissu soit plus accessible ou soit dominant comme quantité : comme la mamelle ou la langue, lorsqu'il s'agit des épithéliums, on ne sera pas étonné de voir la prolifération s'effectuer aux dépens des éléments de ce tissu dominant. Nous pourrions généraliser à d'autres régions cette considération sans lui attribuer du reste une importance démesurée.

§ 3. — *La contusion agit-elle seule pour produire les néoplasmes ? — Du terrain ou de la prédisposition morbide.*

La contusion a un rôle véritable dans l'étiologie des néoplasmes, elle donne lieu à des phénomènes d'irritation, point de départ des productions morbides ; mais à tout prendre ce n'est qu'une cause localisatrice. Elle n'agit donc pas seule ; au-dessus d'elle et la dominant, il existe un autre facteur qui n'est autre que « la prédisposition, la propathie, la tare organique ». Nous voudrions traiter largement cette question « du terrain », étudier le blessé en lui-même, et voir comment il réagit devant les injures qui l'atteignent. Velpeau a donné à ses contemporains de longues pages instructives sur la contusion en général. Un chapitre avait échappé à sa plume, celui de la contusion suivant les individus. Au point de vue psychologique, les sujets ont leur manière d'être, leur modalité spéciale et propre à chacun d'eux. Dans le domaine chirurgical, les différences se retrouvent aussi tranchées. Un scrofuleux ne se conduira pas devant le traumatisme comme un individu sain ; il suppurera et fera du tubercule. Le syphilitique présentera ces lésions inhérentes à sa diathèse, sur laquelle notre ami Ozenne insistait tout dernièrement (1).

Le diabétique fait si facilement du sphacèle qu'en face de pareils accidents, le médecin n'hésitera jamais à rechercher le sucre dans les urines. Le traumatisme a donc des effets variables suivant les propathies sur lesquelles il vient se greffer, que ces propathies soient simples ou associées, constituant alors dans ce dernier cas ce que M. Verneuil appelle des hybridites. Et quand il s'agit de tumeurs, devant quel chaos ne se trouve-t-on pas arrêté ? On comprend alors l'appel du professeur Verneuil : « Pourquoi enregistrer toujours les mêmes banalités sur les origines du cancer et des produits similaires, au lieu de reprendre, de contrôler, de vérifier, d'utiliser enfin cette importante idée que la néoplasie vraie dérive en droite ligne de l'arthritisme ? (2) »

On peut mieux apprécier pourquoi M. Reclus demande à M. Verneuil « des preuves de cette assertion qui revient si souvent sous sa plume et qui ouvrirait à la thérapeutique d'heureuses perspectives » (3).

Nous n'avons pas la prétention de traiter complètement ici la question du « terrain » sur lequel le néoplasme évolue : nous n'en avons ni l'espace ni le temps. Néanmoins laissant de côté beaucoup de faits accessoires à notre étude, nous présenterons un résumé succinct des opinions

(1) Syphilides traumatique. Union médicale, 1833, n$^{os}$ 38 et 40.

(2) Traumatisme et états constitutionnels. Préface, XXIX.

(3) Gaz. hebd. de méd. et de chir., 1882, p. 440.

qui ont régné, qui règnent encore sur la diathèse d'ou dérivent les tumeurs.

En parcourant les vieux auteurs, on trouve une série lamentable d'idées erronées sur l'étiologie du cancer. On se perd dans un dédale de formules, d'hypothèses qui ne laissent dans l'esprit qu'incertitude et confusion. Tout est ou peut être cause de cancer, depuis l'inflammation et la contusion, jusqu'à la gale et les écrouelles en passant par l'épaississement de la lymphe, les boissons styptiques, les fièvres intermittentes, la syphilis, le virus arthritique, la goutte, la croûte de lait, le catarrhe et le vice scorbutique. L'auteur d'une thèse déjà citée(1) a voulu voir dans Hippocrate les traces d'un cancer scrofuleux. Nous nous sommes reporté à ses indications et nous n'avons trouvé qu'une chose c'est que les enfants sont sujets aux écrouelles, les hommes faits aux dartres et aux cancers profonds qui dévorent en dessous, le vieillard aux cancers internes (2).

Plus tard on fit du cancer le produit d'une diathèse à part, qui ne conduisait pas à chercher d'où elle dérivait.

Maintenant encore nous sommes très peu avancés, à ne prendre que les écrits des chirurgiens. « Le squirrhe, dit Michon, reconnaît pour cause une disposition particulière des sujets, un état occulte, inappréciable de la constitution ».

La plupart font comme Michon, ne spécifient rien et se contentent de noter la prédisposition, la diathèse générale. Broca divise les diathèses en deux catégories : les diathèses partielles propres à un système anatomique et les diathèses générales. Malheureusement les diathèses de Broca

(1) Salle. Etiologie de la carcinose.

(2) Prédictions, § 24, p. 47. Ed. de l'Encyclopédie.

sont des entités qui ne disent rien à l'esprit, sans caractères qui puissent les faire reconnaître. Même reproche semble pouvoir être fait à Paget, qui regarde le cancer comme la manifestation locale « d'un certain état morbide du sang ». Ce que le chirurgien anglais dit du cancer, on le retrouve à propos de chaque tumeur, même la plus bénigne, et on ignore finalement ce qu'est « ce certain état morbide du sang ».

Nous sommes forcé de reconnaître que c'est avec les médecins que la question est entrée dans sa véritable voie ; malheureusement elle s'est arrêtée en chemin. Bazin considère le cancer comme l'expression dernière de la diathèse herpétique, mais de plus il admet que l'arthritisme peut aboutir au même but (1).

Le professeur Hardy ne voit dans le cancer « qu'une manifestation ultime de la diathèse herpétique » (2).

M. Constantin Paul, dans sa thèse d'agrégation, pense qu'il est très rare « de voir des scrofuleux finir par le cancer » (3).

Isambert écrit quelque part à propos d'une observation du Dr Bailly de Chambly : « Au point de vue de la pathologie générale, je veux surtout insister sur la coïncidence qui a eu lieu chez le sujet de cette observation entre l'existence d'une goutte ancienne et celle d'une tumeur cancéreuse terminale. Nous avons eu l'occasion de citer dejà cette coïncidence dans nos cliniques, dans notre travail, sur l'herpéto-arthritisme de la gorge (Ann., 1875, p. 208) et dans notre dernier article sur le cancer laryngien (Ibid., p. 18 et 19) (4).

(1) Leçons théoriques et cliniques sur les affections cutanées arthritiques et dartreuses, p. 41 et 48.

(2) Affections cutanées dartreuses, p. 33 et 34.

(3) De l'antagonisme. Th. agrég. Paris, 1866.

(4) Ann. des maladies de l'oreille et du larynx, 1er mai 1876.

L'idée de Bazin est vraie, mais elle est trop étroite. Si l'on voulait absolument admettre une diathèse, il faudrait admettre une diathèse néoplasique c'est-à-dire une disposition à faire du néoplasme. « Vous savez, disait le professeur Verneuil dans une clinique inédite, quelle est l'idée que je fais prévaloir au sujet des individus qui portent des néoplasmes. Les tumeurs ne se développent que chez des gens prédisposés, et j'ai appelé cette prédisposition la diathèse néoplasique. »

Cette disposition néoplasique est démontrée par trois ordres de faits :

1° Le même individu peut porter simultanément plusieurs néoplasmes de nature différente.

2° Le même individu peut porter à des âges différents des néoplasmes différents.

3° Un individu atteint de néoplasme peut transmettre à ses enfants un néoplasme de même nature ou de nature différente.

Il est difficile de contester le bien fondé de ces trois propositions, et partant il est impossible de ne pas reconnaître la tendance qu'ont certains sujets à faire des néoplasmes.

Mais cette prédisposition est-elle une diathèse primitive, formant une classe à part et n'étant reliée aux autres par aucun lien ? Cette diathèse naît-elle de toutes pièces ou bien au contraire est-elle secondaire et n'exige-t-elle pas certaines conditions pour avoir son droit d'existence ?

En somme, la question peut être énoncée de la façon suivante :

« Étant donné un néoplasique, quelles sont les maladies qu'il a pu présenter antérieurement ? Quel est le bilan pathologique de ses ascendants ?

Après avoir parcouru beaucoup d'observations, c'est à

peine si nous avons découvert par ci par là quelque vague notion sur le passé des malades. On trouvera toujours des phrases commes celles-ci : « pas de syphilis, pas de scrofule, aucun antécédent héréditaire, pas de cancer dans la famille, etc., etc. »

Sur la blessure, l'accident local, les détails fourmillent : du blessé on en parle peu ou pas. On conviendra que les conseils et les enseignements de M. Verneuil ont leur valeur et que ce n'est pas un des moindres mérites de notre maître d'avoir essayé d'arrêter une génération sur la pente où elle s'engageait. Il faut avouer que cette recherche des antécédents héréditaires du personnel du malade est chose ennuyeuse ; mais c'est œuvre nécessaire. Il faut de la patience, du calme, du temps pour écouter les récits des malades, suivre leurs explications et débrouiller dans leur histoire le vrai du faux, l'utile de l'inutile. M. le professeur Bouchard nous a indiqué une excellente voie, en nous montrant que la bradytrophie était la cause de l'arthritisme et que cet arthritisme se manifestait par la goutte, le rhumatisme, la lithiase biliaire, l'obésité, la gravelle, etc. Dès lors notre enquête est bien simple à faire. Nous rechercherons si nous trouvons chez nos malades ou chez leurs ascendants l'une ou plusieurs des affinités morbides citées plus haut et nous verrons ce que cela nous donne. Pour que les résultats soient plus nets nous préférons employer le tableau synoptique.

Nous nous sommes attaché à ne donner que les observations très complètes c'est-à-dire celles qui mentionnent les renseignements personnels et héréditaires. Nous aurions pu en citer bien d'autres où l'on trouve chez les malades des accidents d'arthritisme, mais chez lesquels on n'a rien noté touchant la santé des parents. D'autre part nous savons que M le professeur Verneuil possède un certain nombre de documents très circonstanciés que nous n'avons pas entre les mains. En somme l'enquête à laquelle nous nous sommes livré démontre qu'avec de l'attention on retrouve toujours de l'arthritisme chez les néoplasiques.

La conclusion peut donc être ainsi formulée : la diathèse néoplasique est une diathèse secondaire, dépendante de l'arthritisme (1).

Nous pourrions donc redire ici les paroles du professeur Verneuil : « Jamais je n'ai vu ou rencontré une contusion suivie de cancer chez un scrofuleux et je n'ai point lu d'observation concluante de ce genre » (2).

(1) Verneuil. Clinique inédite. Thèse Namin, 1878.
(2) Arch. de médecine, 1871, vol. II, p. 403.

| NOMS. | AGE. | PROFESSION | ANTÉCÉDENTS | | AFFECTION actuelle. |
|---|---|---|---|---|---|
| | | | PERSONNELS. | HÉRÉDITAIRES. | |
| X. | 22 | Boutonnière. | Pas de strume dans l'enfance.<br>Rhumatisme art. aigu il y a trois ans. | Grand'mère maternelle morte à 84 ans. Jamais de maladie.<br>Père, 56 ans, bien portant.<br>Mère, 55 ans, migraineuse. | Epulis de la mâchoire inférieure. |
| Heuilly. | 28 | Tapissier. | Aucun signe de scrofule.<br>Migraines à 10 et 11 ans. | Père rhumatisant.<br>Mère bien portante.<br>Sœur rhumatisante et cardiaque. | Lipome de la nuque. |
| X. | 36 | » | Rhumatisme art. aigu à 31 ans. | Père et mère arthritiques. | Sarcome du sein gauche. |
| X | 32 | » | Femme grasse.<br>Névralgies frontales. | Mère morte à 46 ans. Tub. pulm. après avoir nourri et élevé dix enfants. La malade ressemble à son père qui vit encore 86 ans. | Carcinome du sein. |
| Boulanger. | 55 | » | Convulsions dans le jeune âge.<br>A eu quatre enfants qu'elle a nourris. Hémorrhoïdaire | Père asthmatique. | Cancer du sein. |
| Victoire M. | 66 | » | Rhumatisme pol. articulaire aigu. | La mère a eu un rhumatisme. | Squirrhe du sein. |
| Marie Blanc. | 66 | » | Rhumatisme art. aigu à 56 ans. | Père arthritique. | Ibid. |
| Brémant. | 44 | Chef d'institution. | Coliques néphrétiques. Rappel de ces coliques après l'opération. | Père mort entre 60 et 70 ans, sans avoir eu la moindre indisposition.<br>Le père avait une tumeur qui n'a jamais été opérée. | Lipome intramusculaire du grand pectoral. |
| M. L. | 55 | Propriétaire. | Deux accès de goutte. Obèse. | Père mort d'un cancer du pylore.<br>Une sœur a un cancer utérin. | Cancer de l'œsophage et du larynx. |

| NOMS. | AGE. | PROFESSION | ANTÉCÉDENTS | | AFFECTION actuelle. |
|---|---|---|---|---|---|
| | | | PERSONNELS. | HÉRÉDITAIRES. | |
| M. X. | » | » | Manifestations herpétiques. | Père d'une santé chétive.<br>Mère d'une santé robuste. Morte à 80 ans.<br>Frère mort phthisique à 46 ans.<br>Sœur morte à 52 ans d'un cancer utérin. | Cancer laryngien.<br>(Ann. des mal. de l'oreille, 1879, p. 219). |
| Grenet. | 25 | Femme de ménage. | Névralgies faciales. Gastralgies.<br>Névralgies du sein un an après l'ablation de deux adénomes. | Grands parents morts très vieux.<br>Père et mère vivent encore. Pas de maladies à signaler.<br>Huit frères ou sœurs encore en bonne santé. | Adénome du sein droit. |
| X. | 30 | » | Pas de strume.<br>Jamais le moindre malaise. | Grand'mère a vécu très vieille.<br>Son père a 73 ans.<br>La mère 70 ans, variqueuse, ulcères variqueux.<br>Trois frères qui vivent à Paris bien portants. | Epithélioma de la vulve et du vagin. |
| De Ponnat. | 66 | Publiciste. | Fièvre intermittente en 1844. Pas d'autres maladies | Grand-père opéré de la pierre par Dupuytren.<br>Père mort à 70 ans, sans avoir jamais été malade.<br>Mère morte à 83 ans, très belle santé. | Epithélioma de la glande sublinguale. |
| Cornet. | 52 | Ménagère. | Pas de scrofule.<br>Rhumatisme art. aigu à 32 ans.<br>Migraines à 22 ans. | Père mort à 60 ans, bien musclé.<br>Mère morte à 55 ans. C'était une très forte femme qui n'avait jamais été malade. | Epithélioma utérin. |
| Pionneau. | 37 | Caissier. | Acné rosacea.<br>Pityriasis du cuir chevelu.<br>Dyspepsies gastralgiques. | Père mort à 51 ans d'une pneumonie.<br>Mère morte à 42 ans. Obèse, avait eu du rhum. articul.<br>Une sœur qui a eu un adénome du sein à 22 ans.<br>Une autre sujette à des gastralgies. | Carcinome du sein droit. |

| NOMS. | AGE. | PROFESSION | ANTÉCÉDENTS | | AFFECTION actuelle. |
|---|---|---|---|---|---|
| | | | PERSONNELS. | HÉRÉDITAIRES. | |
| X. | 35 | » | Pas de strume dans la jeunesse. Coliques hépatiques. | Grand'-mère maternelle arthritique. Père vit encore à 66 ans. Jamais de maladies. Mère a 56 ans. Elle a eu sept enfants qui vivent tous. | Epithélioma du col. |
| Durosier. | 62 | Couturière. | Rhumatisme des petites jointures : déformations des auriculaires. Varices. | Père goutteux. Mère morte à 72 ans. Rhumatisme chronique. Une sœur obèse, une autre morte à 30 ans, après ablation d'une tumeur du sein. | Epithélioma du plancher de la bouche. |
| X. | 51 | Passementier. | Eczéma de la face à 46 ans. Hémorrhoïdes. Névralgies faciales. | Enfant naturel. | Epithélioma de la langue. |
| X. | 3 | Employé. | Pas de strume. Hémorrhoïde. Rhumatisme subaigu l'ayant arrêté huit jours. | Père mort à 72 ans. Asthmatique. Mère morte à 66 ans. Deux frères morts, l'un en Afrique, l'autre à 52 ans. Le survivant a eu un rhumatisme art. aigu qui l'a forcé d'interrompre ses travaux trois mois. | Epithélioma de la langue. |
| X. | 19 | Couturière. | Pas de strume. Névralgies temporales. | Père mort à 49 ans d'une affection cardiaque. Mère a eu deux attaques de rhumatisme art. aigu à 26 ans et à 42 ans. Grand-père rhumatisant variqueux. Une sœur a eu un adénome mammaire. | Adénomes du sein gauche. |
| X. | 66 | Ferblantier. | Pas de strume infantile. Eczéma de la face en 1870. Rhumatisme dans les deux genoux, à l'épaule gauche ; un mois au lit. | Père mort à 54 ans. Il semble qu'il ait eu une maladie du cœur. Mère morte à 73 ans ; n'avait jamais été malade. | Lymphadénome de l'amygdale droite et du pharynx. |

## CONCLUSIONS.

1° La contusion a un rôle indéniable dans l'étiologie des néoplasmes.

2° Elle agit en exagérant au sein des tissus le travail réparateur et en créant dans les parties vulnérées un locus minoris resistantiæ.

3° Elle n'est toutefois qu'une cause localisatrice, elle ne peut produire par elle-même un néoplasme et pour ce faire elle a besoin d'une diathèse que nous appellerons la diathèse néoplasique, diathèse secondaire, dépendant de l'artritisme.

Dans le cours de ce mémoire nous n'avons relaté que les observations vraiment concluantes au sujet de la question qui nous occupe. Mais comme il existe une grande quantité de faits de moindre valeur dont l'existence peut avoir son importance à un moment donné, nous les avons réunis sous le titre de « pièces justificatives » avec leurs indications bibliographiques.

### Fibromes.

DUMREICHER (de Vienne). — Fibrome mou kystique du muscle temporal. Deutsche Zeitschrift, t. II, nº 6, 25 juillet 1873.
— Fibrome de même nature dans la paroi abdominale.

TIZZONI et PARONA. — Fibrome de la langue. Annali univ. di med. e chirurgie, 1878.
CABARET (Obs. de). — Névrome de la région lombaire. Gaz méd. de Paris, 1851, p. 277.
VIRCHOW. — Névrome du musculo-spinal. Loco citato, p. 446.
DELHER. — Névrome vrai. Gaz. hôp., 1874, p. 108.
REICH, VIRCHOW. — Névrome du cutané interne. Loc. cit., p. 447.
DUJARDIN. — Névromes. Prop. de médecine. Th. Paris, 1833, p. 10.
MONDIÈRE. — Névromes. Arch. gén. de méd., 1837, novembre, p. 297.
VIRCHOW. — Névromes. Loc. cit., p. 447.
SYDNEY JONES. — Névrome traumatique du nerf cubital. Lancet, 23 septembre 1882.

### Lipomes.

CARON DU VILLARS. — Lipome de l'épaule. Pression des courroies d'un crochet. Soc. anat., 5 décembre 1830.

Lipome avec dépôt de margarine cristallisée. Gaz. hôp., 1858, p. 241.

Lipome de la face palmaire de la deuxième phalange du médius chez une couturière. Compression par des ciseaux. Arch. für Klin. chir., t. XX, p. 379.

DUPUY. — Lipome de la hanche Soc. anat., 1876, p. 323.

LÉCUYER. — Lipome rétro-scapulaire. Région avait été violemment contusionnée entre un mur et la roue d'une charette. Th. doct., Paris, 1872, p. 29.

SACASA. — Lipome du sein. Mamelle rudement froissée dans une chute de cheval. Th. doct , Paris, 1867.

## Sarcomes.

GLUGE. — Tumeur fibro-plastique de l'omoplate. Contusion par chute de cheval. Atlas pathologischen anatomie, 20e et 21e livraisons, p. 53 et 54.

LEBERT. — Ostéo-carcome du genou gauche. Contusion contre un tronc d'arbre. Obs. de Muller. Phys. path., t. II.

ROMBEAU. — Tumeur fibro-plastique du gros orteil. Soc. anat., 1853, p. 248.

TOPINARD. — Tumeur fibro-plastique du fémur. Soc. anat., 1856, p. 264.

DESPRÉS. — Tumeur fibro-plastique de la partie supérieure du tibia droit. Contusion du genou sur le garot d'un cheval. Soc. anat., 1860, p. 406.

MEM. DE RICHET. — Tumeur vasculaire de l'extrémité supérieure de l'humérus. Le malade eut l'épaule heurtée par un fardeau que portait un individu venant en sens contraire. Arch. de méd., 1864, t. IV.

GRAY. — Tumeur myéloïde du genou. Chute sur le genou. Arch. de méd., 1857, 5e série, 9, p. 144.

— Tumeur myéloïde du tibia, ibid.

MM. PINEL, GRANCHAMP et SALONNE. — Ostéo-sarcome de la mâchoire inférieure. Arch. génér. de méd , 1826, 2e série. (Coup de pied de cheval sur la mâchoire.)

Tumeur fibro-plastique de la partie inférieure du tibia. Gaz. hôp., 1856, p. 442. (Chute de cheval.)

SCHWARTZ. — Sarcome périostal fuso-cellulaire du corps et de l'extrémité supérieure du fémur. Th. agrég., Paris, 1880, p. 227. (Chute sur la hanche.)

BRICHETEAU. — Tumeur cancéreuse de l'extrémité inférieure du fémur. Soc. anat., 1858, p. 470. (Contusion du genou gauche contre une planche.)

SCHULTZ. — Tumeur encéphaloïde de l'extrémité inférieure du fémur droit. Soc. anat., 1859, p. 550.

FISCHER. — Ostéo-sarcome du tibia droit. Deutsche Zeitschrift für chirurgie, mars et mai, 1881. Obs. 274. (Coup de pierre sur le tibia.)

VELPEAU. — Tumeur cancéreuse des os de la face. Gaz. hôp., 1855, p. 78.

STICH. — Sarcomes d'origine traumatique. Berl. Kl. Wochens., 1873.

ABEL DEMANDRE. — Tumeur à myéloplaxes de l'omoplate. Th. doct., Paris, 1873. (Contusion par roue de voiture.)

ROBERT, M. DONNELL. — Sarcome du tibia. Dublin med. Journal, 1875, t. II, p. 160.

JOHN EVENS. — Ostéo-sarcome du tibia. British med. Journal, 9 février 1878. (Pierre lancée par un camarade.)

BODINIER. — Cancer des os du crâne. Soc. anat., 1843, p. 40.

CARON DU VILLARS. — Ostéo-sarcome de l'orbite. Mémoire sur l'exophthalmie. Ann. d'oculistique de 1858 et Traité des tumeurs de l'orbite de Demarquay. (Coup de pied de cheval.)

JOHN C. WARREN. — Ostéo-sarcome de la mâchoire inférieure. Surgical obs. tumours, n° 37,702 de la Faculté, p. 144.

CALLENDER. — Large tumour from head of fibula following a Blow. British med. Journal, 1872, t. I, p. 89.

BRYANT. — Tumeur fibro-nucléaire de l'ombilic. Guy's hospital reports, 1863, vol. IX, 3e série, p. 245.

BIRKETT. — Tumeur fibro-plastique de l'avant-bras. Lancet, 1854, t. I p. 206.

TRÉLAT. — Sarcome du sein. Progrès médical, 1876, p. 105. (Réflexions cliniques du professeur Trélat, à l'appui de notre thèse.)

BENNETT. — Sarcome médulaire. Path. des tum. de Virchow, t. II, p. 240. (Morsure de cheval.)

BRUNS. — Sarcome mélanotique de la lèvre inférieure. Id.

JONES SYDNEY. — Tumeur mélanotique à la partie supérieure et interne de la jambe. Transact. of the Pathol. Society, t. XXVIII, p. 219.

LOUVET. — Tumeur fibro-plastique péri-épididymaire. Soc. anat , 1865, p. 508.

NEPVEU. — Cysto-sarcome du testicule avec tumeur perlée. Soc. anat., 1870, p. 66. (Contusion sur l'angle d'un billard.)

LABARRAQUE. — Sarcome du testicule. Soc. anat., 1871, p. 226. (Contusion sur le pommeau d'une selle).

LANDOUZY. — Sarcome de l'œil droit. Soc. anat., 1871, p. 81.

RENAULT. — Sarcome du testicule droit. Id., p. 172.

CASTIAUX. — Sarcome de la conjonctive. Id., p. 361.

REY. — Sarcomes mélaniques de la jambe. Id., p. 454.

Professeur VERNEUIL. — Sarcome des bourses. Soc. anat., juillet 1873. (Chute à califourchon.)

Pitres. — Sarcome encéphaloïde de la mamelle. Soc. anat., 1873, p. 706.

Duret. — Sarcome de la face externe du pied. Ibid., p. 753.

G. de Marignac. — Cysto-sarcome du sein. Ibid., 1877, p. 428. (Coup de poing.)

Duplay. — Sarcome de la région antérieure de l'avant-bras. Arch. de méd., 1879, t. II, p. 484.

Tumeur fibro-plastique du dos. Gaz. hôp., 1879, p. 105. (Chute de cheval.)

Larrey. — Tumeur fibro-plastique du pied. Soc. chir., 1856.

— — de la cuisse. Arch. de méd., 1856 p. 426.

Tumeur fibro-plastique du genou. Gaz. hôp., 1862, p. 390.

Marchand. — Adénome de la mamelle. Ibid., 1869, p. 197. (Chute sur le rebord d'un baquet.)

Fischer. — Sarcome du testicule, obs. 91. Loc. cit.

— Sarcome du tronc, obs. 115. (Contusion par corne de vache.)

— Sarcome du cou, obs. 251.

— Cysto-sarcome de la cuisse, obs. 276.

Coulon. — Tumeur colloïde du sein. Soc. anat., 1858, p. 228. (Coup de coude.)

Gérin-Roze. — Tumeurs fibro-plastiques du sein. Ibid., p. 281.

Richet. — Tumeur fibro-plastique du testicule. Gaz. hôp., 1879, p. 50.

Tumeur fibro-plastique de la grande lèvre droite. Gaz. hôp., 1872, p. 252. (Chute à califourchon sur une branche de cerisier.)

J. Cooper Forster. — Sarcome du cuir chevelu. Guy's Hospital reports, 1874, vol. XIX, p. 10.

Reuben, J. Harvey. — Lympho-sarcome de la face. Dublin, Journal of med. sc., septembre 1874.

Durham. — Sarcome de la cuisse. Med. Times and Gaz., 1873, t. II, p. 6.

Dr Tyrrell. — Sarcome du bras. Dublin Journal, 1874, n° 32.

Maclead. — Sarcome de la jambe. Glacow med. Journal, juillet 1880 (attaques de rhumatisme.)

Abernethy. — Sarcome de la cuisse. Loc. cit., p. 12. (Contusion contre le pommeau d'une selle.)

Cosserat. — Tumeurs fibro-plastiques de la partie inférieure et interne de la cuisse, 1869. Th. doct., Paris.

Burlaud. — Tumeur fibro-plastique du tissu cellulaire. Th. doct., Paris 1868. (Chute sur le dos en montant à une échelle.)

Bourdy. — Tumeurs fibro-plastiques sous-cutanées. Th. doct., Paris, 1868. (Chute violente sur le rebord d'un trottoir.)

Rocher. — Tumeurs fibro-plastiques. Th. doct., Paris, 1868.

## Enchondromes.

FICHTER. — Enchondrome du 5e métacarpien. Ueber das enchondrom. Tubingen, 1850, p. 76, 79.

J. HERZ. — Enchondrome de la 1re phalange de l'annulaire. De enchondromate dissertationem scripsit. Erlangæ, 1843.

— Enchondrome de l'annulaire. Loc. cit. (Main prise entre deux tonneaux.)

ZEIS. — Enchondrome de la 1re phalange de l'annulaire. Beitrage zur geschichte des E's in der Zeitschrift für die gesannute medicin. Von E. W. Oppenheim. Bd. XXXVIII. Hamburg, 1848.

BLASIUS. — Enchondrome du péroné gauche. Beitrage zur practischen chirurgie. Berlin.

SCHOLTZ. — Enchondrome du 4e orteil. De enchondromate, 1855. (Coup de pied de cheval.)

FRIEDBERG. — Enchondrome de la région parotidienne. Chirurgische Klinik. Iéna, 1855. (Coup de poing à la région parotidienne.)

MECKEL. — Enchondrome du 5e métacarpien. Charité Annalen Berlin.

TH. WALSDORF (D'après le Canstatt). — Enchondrome du sternum pesant 12 livres. (Chute avec un sac de blé.)

SCHWENIGER. — Enchondrome de la partie supérieure du tibia droit. Aërtz intelligenz blatt, n° 24, 1875.

GLUGE. — Enchondrome du tibia. Anatomisch. microscopisch untersuchungen zur allgemeinem und speciellen pathologie. Heft, 2. Iéna, 1841, S. 153-157.

HEDENIUS. — Chondroma osteoïdes tibiae. Upsala läkareförer. Vol. 9, p. 631.

MORTON, VIRCHOW. — Enchondrome multiple des mains. Path. des tum., t. I, p. 480, 481.

CARADEC. — Enchondrome de la région sous-maxillaire. Arch. de méd., 1869, 3e série, 8, p. 123.

SKEW. — Enchondrome du testicule. Gaz. hebd., 1856, p. 590.

CAZIN (de Boulogne. — Enchondromes multiples de la main, de l'avant-bras, du bras. Soc. chir., 6 décembre 1871.

Dr BUEZ. — Enchondrome du tissu musculaire. Gaz. hôp. 1859, p. 559.

Enchondrome de l'épaule droite. Gaz. méd. de Strasbourg, n° 7, 1879,

Enchondrome du genou droit. Soc. anat., 1862, p. 207.

RONDEAU. — Enchondrome de la tête du péroné. Ibid., 1865, p. 537.

ED. CRUVEILHIER. — Enchondrome du testicule. Ibid., 1873, p. 329.

FERREIRA-ALVIN. — Enchondrome de la parotide. Th. doct., Paris, 1866. Obs. XII, p. 38, tirée de Paget.

Marion. — Enchondrome du testicule. Th. doct., Paris, 1881. 2 obs. de Paget, 1 obs. de Verneuil.
Gyoux. — Enchondrome du testicule. Th. doct., Paris, 1861.
Goffres. — Enchondrome du testicule. Gaz. hôp., 1861, p. 485.

## Ostéomes.

Œsterlen. — Hypérostore compacte du frontal. Path. des tum. de Virchow, t. II, p. 35.
Virchow. — Exostose périostique discontinue. Loc. cit., t. II, p. 62.
— Ostéome discontinu du frontal. Ibid. (Chute d'une poutre sur le front.)
Lucas (d'Edimbourg.) — Exostose de l'orbite. Annales de la chirurgie française et étrangère, t. III, p. 242.
Demarquay. — Ostéome de l'arcade orbitaire. Ibid. (Coup de tête de cheval à la racine du nez.)
Ph. Boyer, Soulier. — Exostose ostéo-cartilagineuse de l'épaule. Du parallélisme parfait entre le développement du squelette et celui de certaines exostoses. Th. doct., Paris, 1864.

## Adénômes.

Ledran. — Tumeur du sein. Loc. cit., p. 253. (Coup de coude dans la danse.)
Récamier. — Recherches sur le traitement du cancer. P. 19, 122, 226.
Velpeau. — Traité des tumeurs du sein. 26 observations.
Ollier. — Gazette médicale de Lyon, 1855, p. 146. (Coup de barreau de chaise sur le sein gauche.)
Launay. — Tumeurs adénoïdes de la mamelle. Th. doct. Paris, 1863.
Flurin. — Adénome du sein. Soc. anat., 1863, p. 10.
Bordier. — — — 1864, p. 96.
Reverdin. — — — 1867, p. 582.
— — — — p. 708.
— — — 1869, p. 205.
Bremard. — Des tumeurs adénoïdes du sein. Th. doct. Paris, 1868.
Yves. — Adénome du sein. Th. doct. Paris, 1870.
Labbé et Coyne. — Fibrome péri-canaliculaire avec formation lacunaire. Traité des tum. bénignes du sein, p. 378.
— Fibrome intra-caniculaire. Ibid.
Pherini. — Adéno cysto-fibrome. Annali universali di medicina, febrinajo 1878.
Adéno-fibrome de la mamelle. The Lancet, 1878, 16 février, p. 234.

### Encéphaloïdes. — 1° Du sein.

G. VAN-SWIÉTEN. — Aphorisme, I, p. 498.
MORGAGNI. — 50e lettre, p. 167.
ROUZET. — Sur le cancer, n° 32,351 de la Faculté.
LEBERT. — Anat. path., t. I, p. 318. Coup de clef sur le sein gauche.
DEHANNE. — Journal de chirurgie de Desault, t. I, p. 378. Coup de poing.
BOUDET. — Soc. anat., t. XIII, 1838.
MASCAREL. — Soc. anat., t. XIV.
GADAUD. — Soc. anat., 1865, p. 680.
DELBARDE. — Soc. anat., 1867, p. 358.
MOULINET. — Th. doct., Paris, 1851. Cancer du sein.
ESMARCH, de Kiel. — Statistique publiée par le Dr Oldekop. Arch. für Klinik chirurgie, 1879. Obs. 118, 153, 200, 201, 229.
ESMARCH. — Arch. de Langenbeck, 1879.
ESTLANDER. — Loc. cit., obs. XLV. (Contusions répétées sur un métier.)
FISCHER. — Loc. cit., obs. X-XIX.
KOCHER. — Arch. für path. anat. und phys., LXXIII, p. 452.
HORTELOUP. — Th. agreg. Paris 1872. p. 75. Tumeur du sein chez l'homme. On trouve consignées dans cette thèse les observations de Carpentier, Méricourt, South, Hawkins, Larrey.
NUNN. — British med. Journal, 16 février 1878, 2 observations.
RÉCAMIER. — Loc. cit., obs. 14, 22, 28, 31, 34, 42, 45, 47, 48, 50, 51, 61.
VELPEAU. — Tumeurs du sein. 16 observations.
TOURTELLE. — Eléments de méd. pratique, t. III, p. 233.

### 2° Des organes génitaux.

HUNTER. — Trad. Richelot, t. I, 689.
JEAN DEXPERS, dit FAUDOAS. — Cancer du testicule. Th. Strasbourg, 1851.
EARLE. — Soc. anat., t. IX. (Obs. rapportée par Chassaignac. Elle a trait à un enfant de dix-huit mois, qui à un an eut le testicule gauche pincé par sa sœur.)
VIGLA. — Soc. anat., t XI.
Soc. anat., 1843, p. 22 (coup de manche de hache).
DEVILLE. — Soc. anat., 1846, p. 320 (cancer du pénis).
ZAMBACO. — Soc. anat., 1852, p. 471.
DOYEN. — Soc. anat., 1856, p. 468 (coup de manche de pioche).

LAUNAY. — Soc. anat., 1861, p. 365.
SPIESS. — Soc. anat., 1864, p. 277.
LETULLE. — Soc. anat., 1877.
Professeur RICHET. — Soc. chirurgic., 1867, 17 décembre (contusion des bourses par manche de pioche).
A. DESPRÉS. — Diagnostic des tum. du testicule. Th. doct. Paris, 1861.
FISCHER. — Loc. cit. Obs. 75 et 80.
ROBERT WEIR. — American Journal of med. science, avril 1876, p. 468.
WARREN. — Loc. cit, p. 329 et seq. (Chute sur une palissade.)
BONNET. — Th. Montpellier, 1867.

### 3° Régions diverses.

GIRALDÈS. — Tumeur de l'orbite. Ann. de la chir. française et étrangère t. III, p. 232. (Contusion de la paupière inférieure par une noix chassée avec une gaule.)
PAGET. — Cancer médullaire de l'œil. Lectures ou tumors, p. 533.
BOURDON. — Cancer de la paupière supérieure droite. Soc. anat., 1871, p. 176. (Coup de pied sur l'œil droit.)
BOUSQUET. — Cancer métanique de la conjonctive. Ibid., 1876, p. 602. (Contusion par une branche d'arbre.)
DESCHAMPS. — Cancer de l'orbite. Ibid., 1876, p. 764. (Coup de crosse de fusil.)
WULCKOW DE PIRNA. — Cancer de l'ombilic. Berl. Kl. Wochenschrifft 1875, n° 39, p. 588. (Choc contre un pilier de garde-fou.)
FISCHER. — Cancer du rebord orbitaire droit. Loc. cit. Obs. 200.
— Cancer de la région frontale gauche. Loc. cit., obs. 199.

### Squirrhes.

RÉCAMIER. — Loc. cit. 32 faits.
LISFRANC. — Arch. gén. de méd., 1826, t. II, p 563. 5 obs.
VELPEAU. — Loc. cit. 63 obs.
LEBERT. — Phys. path., p. 305, II, éd. 1845.
TRANCHART. — Squirrhe de la mamelle. Th. doct., Paris, 1849, p. 24.
BORDIER. — Soc. anat., 1864, p. 128.
ESTLANDER. — Squirrhes de la mamelle. Loc. cit., obs. VIII, IX, XV, XVII, XXIV, XXIX, XXXI, XXXVII, XLII, XLIV, XLXI, XLVIII, LVI, LVII, LXIX.
MICHON. — Cancer cutané. Th. concours, 1848.

## Épithéliomas.

PERRÉON (Joseph). — Des cancroïdes de la lèvre inférieure et de la face Th. doct., Strasbourg, 1851.

BOUTIN. — De la maladie kystique. Th. Paris, 1861.

FISCHER. — Carcinome épithélial. Loc. cit., obs. 201, 218, 220.

CHENET. — Carcinome épithélial du sein chez un homme. Th. doct., Paris, 1876. (Coup de timon sur le sein.)

STICH. — Epithélioma de la lèvre inférieure. Gaz. méd. de Paris, 1874, p. 415. (Coup de pied de cheval sur la lèvre.)

NEPVEU. — Epithélioma canaliculaire du testicule. Mém. de chirurgie, p. 378.

HULKE. — Epithélioma de la voute palatine. Loc. cit., p. 134-135. (Contusion par un tuyau de pipe poussé par un enfant.)

Epithélioma du dos. Ibid.

MALHERBE. — Recherches sur l'épithélioma calcifié des glandes cébacées. Arch. physiologie, 1881, p. 536.

RICHOUD (Obs. de). — Myxome kystique du testicule. Soc. chir., 7 février 1875.

MERCIER-VALENTON. — Etude sur les tumeurs malignes des os du crâne. Th. doct., Paris, 1881.

Paris. — Typ. A. PARENT, A. DAVY, succr, imp. de la Faculté de médecine, 52, rue Madame et rue Monsieur-le-Prince, 14.

www.ingramcontent.com/pod-product-compliance
Ingram Content Group UK Ltd.
Pitfield, Milton Keynes, MK11 3LW, UK
UKHW012239240726
13966UKWH00003B/1171